UN NOUVEAU TRAITEMENT DU TABES

(Ataxie Locomotrice)

Avec quelques considérations sur la répercussion centrale des irritations périphériques

PAR LE

Docteur HELAN-JAWORSKI

DE LA FACULTÉ DE MÉDECINE DE PARIS
et de la Faculté de Médecine de Lemberg (Autriche)
Médecin et Chirurgien
de la Faculté de Médecine de Lima (Pérou)
et du Royaume d'Espagne

PRIX : 3 fr. 50

PARIS
A. MALOINE, ÉDITEUR
25-27, Rue de l'École de Médecine, 25-27

1910

UN NOUVEAU TRAITEMENT DU TABES

UN NOUVEAU
TRAITEMENT DU TABES
(Ataxie Locomotrice)

Avec quelques considérations sur la répercussion centrale des irritations périphériques

PAR LE

Docteur HELAN JAWORSKI

DE LA FACULTÉ DE MÉDECINE DE PARIS
et de la Faculté de Médecine de Lemberg (Autriche)
Médecin et Chirurgien
de la Faculté de Médecine de Lima (Pérou)
et du Royaume d'Espagne

PRIX : 3 fr. 50

PARIS
A. MALOINE, ÉDITEUR
25-27, Rue de l'École de Médecine, 25-27
—
1910

A MES CHERS AMIS :

MM. les Docteurs DAVID DELUCCHI et L. O. ROMERO et M. C. SEMERAK, *en témoignage de ma profonde amitié et de mon affectueux dévouement.*

PRÉFACE

Je me propose surtout de présenter des faits. C'est l'excuse d'une méthode qui d'abord peut paraître déconcertante, et qui semble s'écarter tellement des principes connus qu'elle ne peut se justifier que par l'expérimentation.

Cependant, si l'on veut examiner les choses de plus près, on sera frappé de l'étonnante simplicité de cette méthode, qui n'a de nouveau que son application au traitement du tabes, puisqu'elle est heureusement employée déjà dans un autre ordre d'idées.

Le sujet est d'ailleurs assez vaste et les observations suffisamment nombreuses pour que nous laissions de côté, autant qu'il est possible de le faire, toute espèce d'hypothèses.

Coordonner les observations cliniques, pour en déduire une méthode de traitement est déjà une lourde tâche, quand il s'agit d'une maladie si variable, dont les sujets sont particulièrement enclins à l'émotivité et sensibles aux moindres fluctuations.

Systématiquement, je me suis abstenu de toute discussion et j'ai écarté toute théorie; je me bornerai simplement à les citer, quand il me sera indispensable de le faire.

Je me permettrai cependant de laisser entrevoir que l'utilisation de cette méthode pour le traitement du tabes ne constitue pas son application exclusive. Avec des modifications de technique, on peut étendre considérablement son champ d'action pour le traitement d'autres maladies. Ce n'est que l'application d'un principe dont le développement ultérieur créera une nouvelle branche de l'Art Médical : LA RÉFLEXOTHÉRAPIE.

D'accord avec M. le Dr Denslow, nous nous empressons d'adresser tous nos remerciements à M. le Professeur Raymond, qui a bien voulu nous permettre de commencer ces expériences dans son service.

Malgré les brillants résultats obtenus, cette méthode, qui trouve de violentes oppositions, n'a pas été encore officiellement adoptée, elle subit la loi de toutes les découvertes. Le lecteur impartial jugera sa valeur. Nous avons voulu surtout présenter des faits et nous nous sommes abstenu d'appréciations.

Que M. le Docteur Denslow veuille bien agréer, lui aussi, nos remerciements les plus vifs pour son patient enseignement. Nous sommes certain que l'avenir lui reconnaîtra la place qu'il mérite.

PREMIERE PARTIE

LES TRAITEMENTS CLASSIQUES DU TABES ET LEURS RÉSULTATS

I

La curabilité du tabes

Avant d'entrer dans le détail des divers traitements qui ont été tour à tour essayés dans le tabes et d'envisager les résultats obtenus, il se pose une question préalable : que peut-on demander au traitement?

Le Professeur Grasset (1), de Montpellier, a répondu à cette question au Congrès de Moscou (Août 1897) en affirmant :

LE TABES EST CURABLE; IL PEUT ÊTRE CLINIQUEMENT GUÉRI ALORS MÊME QUE LA LÉSION PERSISTE.

Cette opinion, à laquelle nous adhérons entière-

(1) GRASSET (de Montpellier). — Congrès international de Médecine de Moscou, 19-26 août 1897, section des Mal. mentales et nerveuses. Communication sur le traitement du tabes.

ment, va donc être notre point de départ. Tout traitement du tabes pour être digne de ce nom devra donc amener une « guérison clinique » complète. Car cette maladie présente spontanément des rétrocessions partielles et des rémissions assez longues.

Une chose qui frappe toujours dans l'étude du tabes, c'est cette dissociation des lésions limitées et peu intenses avec la symptomatologie, qui est parfois des plus bruyantes. Les troubles tabétiques sont certainement des troubles mixtes, un mélange de troubles subjectifs : phobies, phénomènes astaso-abasiques et troubles organiques. Cependant, même au point de vue des relations entre les troubles et les lésions, on doit toujours avoir présent à l'esprit le cas de Charcot, où sans symptômes, la moelle fut trouvée réduite à un mince cordon et les expériences de Vulpian, qui coupait les cordons postérieurs de la moelle à des chiens, sans entraîner l'abolition de la sensibilité.

Également Cl. Bernard a réuni un certain nombre d'observations (Marie Lemens surtout) où l'absence complète des nerfs olfactifs ne s'était point révélée pendant la vie par l'absence de l'odorat.

Il faut enfin se rappeler la conductibilité propre de la colonne grise et les phénomènes si importants de suppléance dans les centres nerveux, pour être entièrement de l'avis du Professeur Grasset.

Voyons maintenant les méthodes de traitement et leurs résultats :

Les moyens thérapeutiques employés jusqu'à présent se divisent en trois classes : 1° Agents modificateurs des causes du tabes; 2° Agents s'adressant aux lésions; 3° Traitements symptomatologiques.

1° AGENTS MODIFICATEURS DES CAUSES DU TABES. — Cette division que nous empruntons au Professeur Grasset serait équivalente à la médication étiologique, et comprendrait tous les traitements antisyphilitiques.

2° AGENTS S'ADRESSANT AUX LÉSIONS, c'est-à-dire à la sclérose médullaire. Ce sont d'abord les préparations iodées, teinture d'iode, iodure; seigle ergoté, régime antiscléreux agissant sur l'état général, nitrate d'argent, révulsion locale, élongation des nerfs ou de la moelle, c'est-à-dire la suspension et l'extension.

3° Traitement symptomatologique qui peut se grouper sous cinq chefs principaux :

1° Traitement des douleurs fulgurantes et des crises viscéralgiques par l'opium, l'antipyrine, le bromure, la cure de Lamalou ;

2° Traitement des crises gastriques par l'oxalate de cérium, et comme agents externes par la révulsion, le chloroforme, l'électricité.

3° Traitement de la myosthénie et l'asthénie par les injections de sérums artificiels, glycérophosphates, toniques généraux et spéciaux, arsenic, massage et hydrothérapie.

4° Contre l'ataxie on pratiquera la rééducation des mouvements, selon la méthode de Frenkel.

5° Les troubles vaso-moteurs, oculaires, trophiques, circulatoires, les crises bulbaires seront le point de départ d'indications spéciales.

Nous étudierons successivement ces divers traitements et nous énumèrerons dans le dernier chapitre, les médications que l'on peut considérer comme accessoires.

II

Traitement mercuriel

Les rapports intimes qui existent entre le tabes et la syphilis paraissent justifier l'application au tabes de tous les moyens que nous possédons contre la syphilis elle-même.

Quelques essais timides et sans résultat appréciables furent faits par Richet, Langlois, Héricourt, Mulé, de sérothérapie antisyphilitique (injections aux malades de sérum d'animaux, dont l'immunité naturelle a été renforcée par l'inoculation préalable de matières syphilitiques infectantes).

Le traitement iodo-mercuriel, dit toujours le Docteur Raïchline (1), de Paris, a dans le tabes une efficacité fort contestable, ou du moins très relative. Le traitement mercuriel ne peut empêcher l'apparition du tabes, et il ne peut l'arrêter une fois éclos.

(1) Raichline. — Congrès international de Méd. de Moscou, août 1897. Communication sur le traitement du tabes.

Pour lui, la principale indication doit être celle indiquée par Leyden, qui vise l'état du malade et qui a pour but de relever par un ensemble de mesures diético-hygiéniques les forces physiques et le moral des malades.

Le Professeur Erb (1) de Heidelberg commence par dire qu'avec les notions étiologiques sur le tabes, nous sommes mieux armés aujourd'hui. On commencera par des cures répétées anti-syphilitiques indiquées généralement dans tous les cas de tabes à syphilis préexistante ; dans tous les cas où l'infection syphilitique initiale n'est pas encore très éloignée, dans ceux où l'infection syphilitique présente des lésions encore en évolution, dans tous les cas où la syphilis a été insuffisamment traitée. Il ne faudra pas s'attendre, ajoute-t-il, à un résultat immédiat, même dans les cas favorables. Plus loin : quant à la maladie elle-même, on agira par la balnéothérapie (eau gazeuse), par l'électrothérapie et les toniques généraux.

Ce traitement peut amener quelque amélioration chez des sujets dont la maladie est plus avan-

(1) Congrès international de Médecine de Moscou, août 1897.

cée et qui ont subi à plusieurs reprises un traitement anti-syphilitique.

Au contraire, dit W. Erb (1), il est nettement contre-indiqué chez les tabétiques amaigris, dyspeptiques ou cachectiques qui ont été soumis à une thérapeutique énergique, enfin chez les malades ayant une intolérance spéciale pour le mercure ou l'iodure.

En plus du traitement mercuriel, le tabétique doit être soumis à un régime spécial, doit mener une vie calme et tranquille, exempte d'excès physiques et intellectuels.

Le Docteur Maurice Faure, dans un article publié en 1904 (2), reconnaît qu'il y a des cas de tabes qui, entrepris vigoureusement dès le début, se trouvent enrayés, mais il proteste contre l'emploi systématique de mercure ou de l'iodure, qui augmente le nombre des poisons dans des organismes qui en sont déjà surchargés.

Le tabes régresse de lui-même dans 1/4 des cas et dans 1/3 des cas ne procède que très lente-

(1) W. Erb. — Saumlung Klinischer Vortraege, n° 150, avril 1896. Die Thérapie der tabes.

(2) Maurice Faure. — Gaz. des Hôpit., 14 juin 1904. Pronostic actuel et thérapeutique nouvelle du tabès.

ment par étapes, ne troublant sérieusement la vie du malade que par périodes, le laissant vivre le reste du temps d'une vie diminuée, mais somme toute acceptable. La durée de la vie du tabétique est sensiblement égale à celle des individus normaux. Il conclut en disant qu'il faut surtout aux tabétiques de l'hygiène.

En somme, M. Faure nous fait comprendre que le traitement mercuriel ayant une action fâcheuse certaine et une action bienfaisante discutable, il vaut mieux se contenter de faire de l'hygiène.

Mais, tout récemment, en 1909, le même auteur avec G. Constensoux, est plus affirmatif, quand il dit : parmi nos observations, certaines établissent les bons effets de cette cure, mais d'autres plus nombreuses, montreraient que les effets sont nuls. Quelques-unes la feraient prendre pour nuisible, dans ce cas, il vaut mieux ne pas conclure.

M. Ferreira de Lacerda (1), au Congrès de Lis-

(1) Ferreira de Lacerda. — XVe Congrès International des Sciences de Lisbonne. Avril 1906. Le traitement mercuriel intensif de la paralysie générale et du tabès.

bonne, en 1906, conclut en disant que le plus souvent le traitement en question n'a pas empêché la maladie de suivre sa marche progressive.

Dans le même Congrès, M. Maurice Faure (1) disait qu'on ne peut demander à la médication mercurielle que l'arrêt de l'évolution du tabes et que le traitement mercuriel peut amener une atténuation de certains accidents ; mais il ajoute : aggravation brusque de la maladie par retentissement sur le foie et sur le rein.

M. A. Piaza (2), dans une série d'observations personnelles, commence en disant que toutes les opinions concernant le mercure dans le traitement du tabes sont vraies. Il le trouve indiqué dans les mêmes cas que le Professeur Erb et il ajoute : le traitement ne fait ni bien ni mal, le mercure est indifférent dans les cas de tabes avancé ou dans ceux où la première manifesta-

(1) Congrès de Lisbonne, 1906. Le traitement mercuriel du tabes. — Congrès français de Médecine, 9e session. Paris, 14-16 oct. 1907. Pourquoi le traitement mercuriel des tabétiques aggrave les uns, améliore les autres et reste indifférent dans beaucoup de cas.

(2) ANGELLO PIAZZA. — Il Policlinico. Sezione Medica. An. XII, fasc. I, p. 32-48, janvier 1905. Le traitement mercuriel du tabes. Considération et statistique personnelles.

tion syphilitique est disparue depuis longtemps. Le mercure est nuisible lorsque l'atrophie optique est commencée, lorsqu'il a été employé d'autres fois sans résultats, qu'il n'est pas bien toléré, qu'il fait maigrir le malade, ou provoque des accidents d'intoxication.

M. Millian (1) a publié un article où il résume et défend le traitement étiologique du tabes. Après nous avoir dit que de toutes les affections dites parasyphilitiques, le tabes est celle qui semble bénéficier le mieux de la cure mercurielle ; il nous donne un résumé complet des effets de ce traitement.

A propos de l'action préventive du traitement, le mercure, dit-il, n'est pas, comme on l'a cru à un moment donné, un médicament tabétogène.

Millian donne la statistique de Fournier, sur 321 cas de tabes, 24 malades n'avaient jamais pris de mercure, chez les autres, la proportion des tabétiques diminue à mesure que la durée du traitement mercuriel augmente.

M. Millian donne ensuite le compte-rendu des guérisons complètes par le mercure.

(1) MILLIAN. — Progrès Médical n° 25, p. 301, 20 juin 1908. Le traitement étiologique du tabes.

La première est l'observation de Gaucher (*Bulletin de la Soc. Française de Dermatologie*, 1890, p. 62), tabes durant depuis trois ans, syphilis non traitée. Disparition de l'anesthésie, de l'ataxie, des douleurs, réapparition des réflexes.

La seconde observation est celle de Dieulafoy et Fournier : Accidents cérébraux-spinaux de forme tabétique (tabes aigu) ; Traitement spécifique ; guérison. (Publié *Mercredi Médical*, nov. 1890 et *Bulletin de la Soc. Française de Dermatologie*, 13 nov. 1890.)

Le ptosis, l'anesthésie, les douleurs fulgurantes, le signe de Romberg et l'abolition des réflexes disparaissent complètement sous l'influence du traitement.

Cas de Duhot (*Annales de la Polyclinique Centrale de Bruxelles*, mars 1903) deux cas de guérison de tabes, par les piqûres de calomel.

Voici la plus caractéristique : Syndrôme tabétique complet ; Signe d'Argyll-Robertson, de Wesphal et de Romberg ; après deux mois de traitement, réapparition des réflexes pupillaires, achilléens rotuliens, disparition de l'anesthésie.

Leredde, dans son livre *La Nature syphilitique*

et la curabilité de la paralysie générale et du tabes (Naud 1903, page 66), rapporte d'autres observations : celles de Fallou, Huyghe, A. Robin, Grasset, Leduc, etc...

Ces cas, ajoute Millian, vont à l'encontre de ce que dit Schuster dans la *Deutsche Medizinische Wochenschrift*, du 12 déc. 1907, p. 2083). Le traitement mercuriel a-t-il une action sur les maladies nerveuses parasyphilitiques ?

L'auteur s'occupe ensuite des cas d'arrêt de la maladie et il dit que, sur dix malades qu'il soigne depuis 6 à 8 ans par le mercure et l'iodure, un seul qui ne peut supporter le mercure, a progressé ; chez tous les autres, la maladie régresse.

Enfin, il parle de la rétrocession de certains symptômes. Millian n'envisage que les douleurs fulgurantes. A ce propos, il dit que, si le mercure améliore les douleurs dans le tabès fruste, *il les aggrave dans le tabes avec ataxie.*

Aux cas de guérisons cités par Millian, nous pouvons ajouter encore un cas publié par Tschirieff (1) (*Revue Russe de Psychiatrie, de Neuro-*

(1) TSCHIRIEFF. — Revue russe de Psychiatrie, de Neurologie et de Psychologie expérimentale, n° 6, 1908. Un cas de guérison du tabes.

logie et de Psychologie expérimentale, n° 6, 1908), cas de tabes guéri par des frictions mercurielles répétées et énergiques.

Tout ceci réuni nous donne une douzaine de cas de guérison complète publiés dans les 15 dernières années. Supposons que l' « et cœtera » de l'ouvrage de M. Leredde représente autant de cas en plus, et que nous en ignorions le double, quelle valeur peuvent avoir une cinquantaine de guérisons sur les milliers de tabétiques traités par le mercure depuis longtemps et partout !

M. Leredde soutient à la Société de Neurologie que le tabes est curable par des injections de sels solubles de mercure à doses maxima et cite les observations signalées plus haut.

Les Professeurs Déjerine et Pierre Marie objectent qu'ils ont obtenu des résultats identiques dans leurs services par des arrêts spontanés ou des rémissions du tabes chez des malades non traités.

M. Tom. A. Williams, de Washington (1) pu-

(1) Tom A. Williams. — Washington Medical Record, n° 2005, p. 591, avril 1909. Le traitement rationnel du tabes en relation avec la pathogénie de l'affection.

blie un article dans lequel il dit que le traitement mercuriel est le seul efficace contre la méningite spécifique. Que les troubles moteurs peuvent être améliorés et guéris, les sensitifs arrêtés. Les échecs, croit-il, sont dûs le plus souvent à une mauvaise ou tardive administration du mercure et surtout à ce qu'on demande à ce traitement plus qu'il ne peut donner.

Filippo Felici (1) publie en 1908 trois observations à propos du traitement mercuriel du tabes. Dans le premier cas, les phénomènes paralytiques prédominent, dans le second des douleurs névralgiques de tête et, dans le troisième, des crises gastriques. Dans les deux premiers cas, l'effet du traitement mercuriel fut évident, dans le troisième, il produisit une simple amélioration.

L'auteur dit que le traitement spécifique est efficace dans beaucoup de cas, mais qu'il peut avoir des inconvénients et qu'il faut surveiller les tabétiques en traitement.

(1) Filippo Felici. — Il Policlinico ser pratico. An. XV, fasc. 36, p. 1141, 6 sept. 1908. Le traitement mercuriel du tabes.

M. J.-B. Aubrée (1) publie une statistique de 60 cas, dont 47 ont été soumis aux injections ; la plupart en ont bénéficié. Il conclut que les injections seraient la méthode de choix. Les symptômes les plus influencés seraient la douleur et l'incoordination, et les moins influencés les troubles de la miction et les paralysies oculaires.

Le Dr Maurice Faure (2), de Lamalou, déjà cité plusieurs fois, résume la question des améliorations dans un article publié en 1903 : « Les cas d'amélioration ou de guérison du tabes par le traitement hydrargyrique sont peu nombreux. D'autre part, dans soixante pour cent des cas, le tabes a une tendance spontanée aux arrêts et aux régressions. Sur 2.500 cas publiés par lui avec les Docteurs Belugon et Cros, il résulte que le pourcentage des améliorations ou des guérisons est sensiblement le même chez les tabétiques qui ont subi un traitement mercuriel et chez ceux qui n'en ont subi aucun.

Enfin, le nombre des cas où la thérapeutique

(1) Jean-Baptiste Aubrée. — Thèse de Paris, n° 325, 20 mai 1903. Traitement mercuriel du tabes.

(2) Rev. de Neurologie, 1903, p. 867. Résultats du traitement hydrargyrique chez les tabétiques.

antisyphilitique s'accompagne d'aggravation, est beaucoup plus grand que le nombre des cas où la même thérapeutique s'accompagne d'améliorations. Il y a donc lieu de craindre que le traitement antisyphilitique du tabes ne justifie pas la confiance qu'on lui a témoignée.

Voilà l'exposé impartial de toutes les observations et publications qui ont été faites pendant les quinze dernières années sur les résultats du traitement antisyphilitique dans le tabes. De l'impression que cette revue nous donne, on pourrait presque conclure que ce traitement est nuisible. En effet, à côté de quelques cas de guérison, nous nous trouvons en face des améliorations discutables, qui sont les mêmes que l'on peut observer chez les tabétiques non traités, et outre les aggravations qui seraient plus nombreuses, selon ce que nous venons de citer plus haut, nous nous trouvons en présence d'un agent dont l'action, si elle n'est pas énergiquement efficace, est alors certainement nuisible, car au moins il est nocif d'introduire sans besoin dans l'économie un poison actif de plus.

Il est curieux de constater que, bien qu'on soit

d'accord que la syphilis quaternaire et la parasyphilis ne sont pas accessibles au traitement, on les traite quand même de cette façon, et nous voulons attirer l'attention sur ce point, que si le traitement est indifférent, ses conséquences ne sont pas nulles, elles sont mauvaises. *Primum non nocere.*

Cependant nous ne voulons pas accorder aux statistiques une valeur exagérée, et il est possible, vu son emploi presque universel, que l'inconvénient certain du traitement mercuriel intensif dans le tabes, soit compensé par certains bénéfices; et nous croyons qu'aujourd'hui comme hier, la question peut se résoudre par ces paroles du Professeur Raymond, dites dans la discussion sur le traitement du tabes en 1903 à la Société de Neurologie : « Dans la thérapeutique du tabes, le traitement spécifique ne m'a jamais donné de guérisons. J'ai vu, comme tous les médecins, des malades qui s'amélioraient en même temps qu'on leur faisait suivre le traitement spécifique; j'en ai vu tout autant présenter des temps d'arrêt dans leur maladie, sans traitement, ou avec traitement tout autre que ce dernier. »

III

Suspension et élongation

Dès 1883, Moczutkowsky publiait les bons résultats qu'il avait eus en suspendant les tabétiques avec un appareil de Sayre. Ces données furent rapportées de Russie par le Professeur Raymond et la suspension fut essayée dans le service de Charcot par Gilles de la Tourette en 1888-1889 avec les résultats suivants :

Sur 100 cas, après 30 ou 40 séances, 20 à 25 pour cent sont améliorés, surtout les douleurs fulgurantes, puis l'incoordination motrice et enfin les troubles génitaux urinaires, sans qu'il y ait aucun changement dans les troubles oculaires ou le signe de Westphal.

Sur 30 ou 35 cas, quelques symptômes, mais non la totalité, sont améliorés.

Enfin, 35 à 40 des cas ne retirent aucun bénéfice de la suspension.

La méthode, mal appliquée, fut ensuite abandonnée.

MM. Gilles de la Tourette et Chipault (1) communiquent le résultat de leurs recherches anatomiques sur les cadavres ; il en résulte que si la suspension par un appareil de Sayre, sans soutien axillaire, c'est-à-dire la véritable ancienne pendaison, ne produisait pas une action notable sur le contenu du canal (bien qu'elle allonge le rachis de plus d'un centimètre), au contraire, la flexion du rachis produit un allongement de la moelle et des racines.

Cet allongement total se partage entre la moelle et la queue de cheval. Cet allongement ne se répartit pas également non plus dans toute la moelle ; son maximum est au-dessous de la 12e paire radiculaire dorsale, au niveau des deux premières paires lombaires.

L'action porte sur les parties postérieures de la moelle. Ensuite, ces travaux furent appliqués à la clinique.

Plus tard, avec des modifications, l'idée a été reprise avec les résultats suivants : sur 22 cas,

(1) Gilles de la Tourette. — Académie de Médecine, séance du 7 déc. 1897. Traitement de l'ataxie locomotrice par l'élongation vraie de la moelle épinière.

près de la moitié ont été améliorés sur la totalité de leurs symptômes, 15 autres cas ont retiré certains bénéfices de la méthode, et, enfin, 10 n'ont obtenu aucune amélioration.

Cette méthode a été combattue autrefois par Erb, par Raymond et par d'autres. Elle est contre-indiquée nettement chez les tabétiques cachectiques ou dans les tabes à évolution lente.

Gilles de la Tourette (1) fit, à la fin de la même année, une communication à l'Académie de Médecine, sur 21 malades traités d'une façon prolongée (15 à 40 séances), 17 malades ont tiré du traitement des bénéfices considérables, portant surtout sur les phénomènes douloureux, les troubles génitaux urinaires, sauf l'incontinence toujours peu modifiée et, enfin, l'incoordination motrice.

Ce pourcentage est considérable, mais il est à remarquer que tous les ataxiques n'ont pas été indistinctement soumis à l'appareil et que les cas ont été choisis.

(1) Gilles de la Tourette et Chipault. — Gaz. des Hôpitaux, 1897. N°° 49-51-52, p. 492-516-521. L'élongation vraie de la moelle épinière et son application au traitement de l'ataxie locomotrice. Recherches expérimentales et thérapeutiques.

L'auteur ajoute aux mêmes contre-indications citées plus haut, les arthropathies et les crises laryngées. Il faut en outre s'assurer que la colonne vertébrale n'est pas trop rigide ou trop flexible ; la sensation d'engourdissement dans les pieds éprouvée pendant la séance est la meilleure preuve de la réalité de l'élongation et d'une bonne application de la méthode.

Nous nous trouvons en face d'un travail très sérieux, très précis et présenté avec statistique à l'appui, par un auteur compétent. Impartialement, on observe de suite que les résultats sont bien autrement intéressants que ceux du traitement hydrargyrique qui s'adresse à l'étiologie de la maladie. Avec Constensoux et Maurice Faure nous reconnaissons que les bons effets de la suspension sont admis par tous et on peut ajouter que 25 % des cas retirent un bénéfice considérable de la méthode.

Pourquoi donc cette méthode ne s'est-elle pas généralisée davantage et n'est-elle pas universellement employée ? Nous croyons que ce doit être parce que c'est un procédé un peu brutal, et aussi parce que ce traitement est loin d'être exempt de danger.

La méthode préconisée par le Docteur Joult, de Paris, 1900, soit l'élongation permanente de la moelle par le port d'un corset, ne s'est pas généralisée non plus.

Enfin, en 1908, M. Kouindjy (1) dit que l'usage du fauteuil de Sprimont, ou de la planche de Bogroff, ne lui a jamais donné d'accident et qu'il a obtenu l'amélioration de l'incoordination des troubles vésico-rectaux et de l'anesthésie.

(1) Progrès Médical, n° 42, p. 657, 19 oct. 1907. De l'extension et de son rôle thérapeutique.

IV

Rééducation

La rééducation est l'ensemble des procédés thérapeutiques par les mouvements méthodiques, lesquels visent spécialement le rétablissement des fonctions, soit en corrigeant par un entraînement nouveau les anomalies, soit en attribuant à d'autres organes les fonctions dévolues aux organes détruits (Constensoux).

Cette thérapeutique doit s'adapter au besoin de chaque malade et nécessite l'intervention d'un neuropathologiste entraîné.

La rééducation (1) est destinée à combattre l'ataxie. Cette méthode a été présentée au Congrès de Médecine de Brême, 1890, par Frenkel (de Heiden, Suisse). Eprouvée par Leyden, 1891, elle fut introduite en France par Hirschberg, 1893, expérimentée par Bechterew (2) en 1894,

(1) Maurice Faure (de Lamalou). — Presse Médicale n° 102, p. 352, 8 déc. 1897. Traitement de l'ataxie des tabétiques par la méthode de rééducation, méthode de Frenkel.

(2) W. Von Bechterew. — Neurologisches centralblatt, 1894, p. 643, n° 18. Importance de la méthode de Frenkel dans le traitement du tabes dorsal.

avec des résultats heureux, elle fut définitivement réglementée par Frenkel (1893) et par le Professeur Raymond (1897). Cette méthode repose sur l'idée scientifique suivante : l'ataxie d'un mouvement est l'absence de la coordination des actes musculaires élémentaires qui composent ce mouvement. Les fonctions motrices compliquées sont le résultat d'une éducation compliquée et prolongée. On tâchera de rendre, par une éducation nouvelle, l'art de coordonner à ceux qui l'ont perdu.

Les malades ne seront pas rééduqués :

1° Dans tous les cas de tabes où l'ataxie est en voie d'évolution constante et rapide, les progrès de la maladie dépasseraient toujours ceux réalisés par la thérapeutique et la rendraient illusoire.

2° Quand l'état général, les symptômes viscéraux, les troubles trophiques, offrent une gravité exceptionnelle, l'ataxie est reléguée au second plan, ne gêne que très peu le malade, la rééducation le fatiguerait inutilement.

3° Quand il y a amaurose ou trouble de l'intelligence, mettant le malade dans l'impossibilité de contrôler ses mouvements.

4° Dans les cas compliqués de paralysie.

5° Les cas accompagnés d'hyposthénie profonde, dans lesquels le moindre exercice donne lieu à une fatigue intense et prolongée.

6° Les cas de tabes avec arthropathies et fractures capables de rendre les mouvements d'un segment de membre impossibles.

Dans tous les autres cas, les malades peuvent être soumis à la rééducation.

Les résultats favorables ont été observés dans 40 cas sur 45, surtout dans les ataxies accentuées et au début du traitement, en raison de l'atténuation de l'élément phobique.

Ces résultats atteindront un maximum qu'on ne pourra dépasser. Ils seront durables si l'ataxie ne progresse plus, passagers et maintenus au moyen des nouvelles périodes de rééducation si l'ataxie progresse.

En 1902, MM. Faure et Constensoux (1) insis-

(1) Maurice Faure et G. Constensoux. — VIe Congrès de Médecine tenu à Toulouse, 1-5 avril 1902. La rééducation motrice.

tent sur ce que l'ataxie étant le résultat des troubles localisés des fonctions musculaires, cette localisation n'étant pas la même pour chaque malade, le mode de rééducation doit varier pour chaque individu, tel exercice utile à l'un est inutile ou même nuisible à l'autre; donc, il faut étudier chaque malade, reconnaître le vice de mouvement qui lui est personnel et instituer pour lui un ensemble d'exercices correspondants.

Dans un article de la *Presse Médicale* du mois de février de la même année, Constensoux (1) déclare que si l'on ne veut pas que la rééducation seule donne des résultats insuffisants, il faut faire, en même temps, la rééducation du tronc chez les tabétiques.

En 1908, Bertley Squier, de New-York (*New-York Médical Journal*, n° 1038, 30 mai 1908), recommande la rééducation comme moyen d'améliorer ou de supprimer l'incontinence et la rétention d'urine.

(1) G. Constensoux. — Presse Médicale, n° 3, janvier 1902, p. 29. La rééducation du tronc chez les tabétiques.

M. Maurice Faure (1) demande qu'en outre on soumette à la rééducation les fonctions de nutrition comme celles de relation (éducation gymnastique de la respiration, éducation sociale de la miction et de la défécation).

H. S. Frenkel (2) présente plusieurs malades, le 8 janvier 1907, chez lesquels la rééducation a produit des résultats remarquables. L'auteur insiste sur les dangers d'un traitement mal dirigé.

On peut résumer les effets de la rééducation par ce que disait Von Bechterew, en 1894, de la méthode de Frenkel.

1° Amélioration remarquable des troubles ataxiques.

2° Rétablissement, par les exercices gymnastiques raisonnés, de la vigueur musculaire dans les extrémités affectées.

3° Coordination des mouvements de la marche améliorée, grâce au contrôle de la volonté.

(1) 1er Congrès de Neurologie de Liège, 27-29 sept. 1905. La rééducation motrice des fonctions de nutrition chez les tabétiques. — Congrès français de Médecine, Paris, 14-16 oct. 1907. Physiologie pathologique et rééducation motrice des troubles viscéraux des tabétiques.

(2) H. S. FRENKEL (de Heiden, Suisse). — New-York Neurological Society, 8 janvier 1907. Démonstration des résultats du traitement du tabes par la rééducation.

4° Le malade reprend confiance en lui-même.

Tout le mondé est d'accord sur les bons effets de la rééducation par la méthode de Frenkel, mais tout le monde ne peut pas la faire. La rééducation, outre qu'elle s'adresse à un seul symptôme, l'ataxie, n'est pas un véritable traitement, c'est simplement une méthode adjuvante; son emploi exige un grand entraînement, une grande patience, une sagacité constante, car, mal appliquée, elle pourrait nuire; le procédé varie presque avec chaque individu et son usage par conséquent constitue une véritable spécialité.

Ses contre-indications sont nombreuses; non seulement elle n'a aucune action sur les douleurs, mais quelquefois elle les augmente et, pratiquement, ne peut être employée dans le tabes à forme douloureuse. Enfin, elle n'a aucune action sur la sensibilité profonde, qui est une des principales causes des troubles de la marche. Les malades, d'ailleurs, qui ont leur sensibilité profonde très atteinte, n'en retirent aucun bénéfice.

Pour peu que la maladie évolue, son usage doit être interrompu, si l'on ne veut perdre les bénéfices obtenus.

V

Traitements accessoires

Les nombreuses médications conseillées dans le tabes, outre les principales que nous avons déjà passées en revue, prouvent l'insuffisance des traitements antérieurs et le besoin tacitement reconnu par tous de chercher quelque chose de plus et de nouveau.

En premier lieu, nous devons nous occuper de l'électricité.

En 1897, Erb, de Heidelberg (Congrès de Moscou), dit que beaucoup d'espérance avait été suscitée par l'avènement de l'électrothérapie faradique (Duchenne) et encore plus de la galvanique (Remak). Malheureusement, l'enthousiasme des premiers auteurs ne s'est guère justifié dans la suite.

En 1907, F. Gidou (1), de Caen, communique

(1) Gidou (de Caen). — Comm. à la Soc. franç. d'électrothérapie, fév. 1907. — Amélioration symptomatique d'un cas de tabes par des applications locales de haute fréquence. — Année Médicale de Caen, n° 3, mars 1907. L'électrothérapie dans le tabes. Un cas traité par des applications locales de haute fréquence.

l'amélioration symptomatique dans un cas de tabes par l'application locale des courants de haute fréquence et de haute tension.

Ces applications auraient amené le retour de la sensibilité dans des zones anesthésiques et la suppression des vomissements dans des crises gastriques.

En 1904, à propos de l'électricité, une communication et deux articles ont été faits par trois auteurs différents et qui nous intéressent au plus haut point. L'article est de R. Millant (1).

Chez un malade présentant des violentes douleurs vésicales, avec crises nocturnes paroxystiques, épreintes intolérables et mictions réduites à l'émission très pénible de quelques gouttes d'urine, avec anesthésie vésicale complète; l'auteur, après DILATATION de deux rétrécissements, l'un à 7, l'autre à 9 centimètres du méat (avec des bougies Béniquet) soumet le malade aux courants faradiques; au bout d'un mois, *l'urètre étant de nouveau parfaitement calibré*, les séances électriques ayant été suivies à raison de deux

(1) R. MILLANT. — Progrès Médic., 9 avril 1904. Parésies et crises vésicales préataxiques traitées par l'électricité.

par semaine, le malade n'offre plus de douleurs et urine en faisant des efforts normaux.

La communication est de Desnos (1).

Ces troubles consistent en une hésitation particulière du jet (bégaiement urinaire) puis, peu à peu, le jet faiblit et les malades pissent sur leurs chaussures.

A ces symptômes viennent s'ajouter l'arrêt brusque et non douloureux du jet, quelquefois même arrêt inconscient, puis départ brusque de celui-ci quand le malade ne s'y attend plus (il mouille ses vêtements).

Comme troubles sensitifs : Cystalgie, névralgies vésicales, quelquefois fréquence inusitée des mictions (vessie irritable). Bientôt apparaît l'incontinence, qui peut survenir au cours d'une crise douloureuse, être inconsciente, ou encore se faire par regorgement.

Le traitement local doit consister au début à empêcher la rétention de se produire, plus tard l'empêcher de déterminer la lésion ascendante qui menace l'économie tout entière.

(1) DESNOS. — Soc. de Thérapeutique, 10 février 1904. Troubles urinaires du tabes au début.

On s'assurera que la vessie ne contient pas de liquide résiduel après une miction ; si elle en contient, *il faudra pratiquer régulièrement le cathétérisme évacuateur.* Cette thérapeutique amène la vessie à retrouver un certain degré de contractilité. *Desnos n'est pas d'avis de l'y aider par l'électricité.*

Nous attirons tout spécialement l'attention sur ces deux observations ; les auteurs ont retiré certainement un bénéfice de ces manœuvres urinaires. Nous sommes de l'avis de Desnos quant à l'emploi de l'électricité et nous montrerons plus tard que le bénéfice obtenu par Millant a été dû au traitement de l'urètre et non à celui de l'électricité.

Mais voilà que tout récemment, cette année, Herzog (1) dit avoir obtenu par la faradisation de la vessie (grande électrode sur la région lombaire et sonde vésicale) dans plusieurs cas, *une amélioration non seulement des troubles vésicaux, mais aussi des troubles locomoteurs.*

(1) HERZOG. — Traitement de l'ataxie tabétique. Deutsch. Med. Wochens, n° 38, 1909; in Münchner Med. Wochens, n° 40, 1909.

Foveau de Courmelles (1) a employé la lumière blanche, et a signalé surtout l'action sédative de la lumière bleue pour diminuer les douleurs fulgurantes des tabétiques.

Le massage a été naturellement aussi préconisé dans le traitement du tabes, par Raymond, Erb, Grasset, Zabludowski.

En 1902, Kouindjy (2) dit qu'il est indiqué contre tous les troubles moteurs et sensitifs. En même temps, il sera employé pour soutenir l'état général, pour lutter contre la faiblesse des intestins ou de la vessie des tabétiques.

Il servira aussi à combattre la fatigue qu'entraînent les exercices de la rééducation.

Constensoux (3) le considère comme un tonique général, propre à combattre certains troubles sensitifs et certaines complications. Il devra être très doux et les séances courtes chez les tabétiques,

(1) Foveau de Courmelles. — Communication à l'Académie de Médecine en 1899 sur les bains de lumière blanche dans l'ataxie. — En septembre 1900, au 3e Congrès d'Electrologie de Milan, sur l'action de la lumière bleue pour les douleurs fulgurantes.

(2) Kouindjy. — Progrès Médical, 29 nov. 1902, n° 48, p. 428. Du massage chez les tabétiques.

(3) Presse Médicale, n° 98, 6 déc. 1902, p. 1170. De l'emploi du massage chez les tabétiques.

malades auxquels il faut éviter toute fatigue, contre laquelle ils sont mal défendus par l'état de leur sensibilité.

Le nitrate d'argent préconisé par Winterlich, Charcot, etc., a eu également son moment de vogue.

En 1899, Darschkévitch (1) préconise l'azotate de sodium, en injections sous-cutanées de 1 à 6 %, 1 centimètre cube par jour, en disant qu'il agit plus favorablement que le mercure, notamment dans l'atrophie optique où le mercure est mal supporté.

Il dit qu'il faut faire 80 injections pour chaque malade, mais il ne donne pas de statistique.

En 1904, Oberthur et Bousquet (2) préconisent le nitrite de soude, qu'ils considèrent comme le médicament spécifique de douleurs continues et rebelles, et aussi contre les phénomènes d'incoordination ; ils ajoutent que les piqûres donnent de meilleurs résultats que l'ingestion. Ce médicament a été employé avec d'excellents résultats

(1) L. D. Darschkévitch. — Clin. Neurolig. de Kazan, 23 fév. 1899, p. 709. Traitement du tabes par l'azotate de soude.

(2) Oberthur et Bousquet. — Rev. de Neurol., 1904, p. 925. Contribution à la thérapeutique du tabes. Le nitrite de soude.

par Petroni en Italie, et Winternitz et Pol en Autriche. Des litres de ce médicament ont déjà été injectés aux tabétiques.

Maurice Faure et Constensoux (1) signalent les effets de la cure des bains carbo-gazeux de Lamalou, qui produisent deux effets : action d'arrêt ; le tabes ne progresse plus, action d'atténuation des différents symptômes. Nous aurons l'occasion de revenir plus loin sur ce traitement.

La médication chlorurée a été aussi employée chez les tabétiques. H. Dufour (2) signale deux cas soignés à l'iodure et au mercure, qui ne se sont améliorés qu'après qu'on leur a administré du chlorure de sodium (sérum de Truneček en lavements, cachets suivant la formule de Léopold Lévi). Les réflexes rotuliens réapparurent chez les deux malades à la suite de ce traitement. Chez un des malades, le réflexe disparut d'un côté à la suite d'une crise gastrique.

Ostankow (3) a indiqué l'oxalate de cérium à

(1) Revue de Neurologie, 1902, p. 167. Sur l'évolution et la thérapeutique du tabes.

(2) H. DUFOUR. — Bulletin de la Soc. Méd. des Hôpit., 12 juin 1903, p. 699-701. A propos de la médication chlorurée. Réapparition des réflexes chez des tabétiques.

(3) OSTANKOW (de la clinique du Professeur Bechterew). — Revue russe de Psychiatrie et de Neurologie, 1896, n° 1, p. 28. Du traitement des crises gastriques des tabétiques.

la dose de 5 à 15 centigrammes, 4 fois par jour, contre les crises gastriques des tabétiques.

Smiergeld (1) a obtenu l'amélioration des douleurs de la marche et de l'état général avec des injections de tiodine (combinaison de tiosinnamine avec l'iodure d'éthyle).

Hallopeau (2) a observé la diminution considérable de l'intensité des douleurs fulgurantes, en même temps que la disparition du myosis et du signe d'Argyll sous l'influence du traitement mixte des frictions mercurielles et de l'atoxyl.

Stembo, de Vilna (3), cite le cas suivant : un homme souffrant de terribles douleurs fulgurantes, fut mordu par un chien. Pour ce fait, on lui fit, en 14 jours, 28 injections antirabiques d'émulsion de moelle de lapin. Les douleurs ont cessé complètement.

(1) SMIERGELD. — Rev. de Neurol., 1908, p. 711. De l'emploi de la Tiodine dans le traitement du tabes.

(2) HALLOPEAU. — Soc. de Dermatologie et de Syphilipophie, 9 janv. 1908. Bull. p. 27. Sur une amélioration d'un cas de tabes sous l'influence du traitement mixte, par les frictions mercurielles et l'atoxyl.

(3) STEMBO (de Vilna). — Neurol. Centralblatt n° 7, 1er avril 1904, p. 303. Cessation de très violentes douleurs lancinantes chez un tabétique après 28 injections d'émulsion de moelle antirabique.

On est frappé par le nombre et la variété des méthodes qui ont été essayées contre le tabes, le chlorure de sodium aurait fait reparaître le réflexe rotulien, mais il n'aurait pas empêché le retour d'une crise gastrique; l'atoxyl aurait fait disparaître le signe d'Argyll, et cependant, aucun de ces médicaments ne s'est généralisé dans la suite. Nous voyons par cela que les lésions chez les tabétiques ne sont pas si intenses qu'à certains moments, on ne puisse même provoquer la réapparition des réflexes perdus.

Presque tous ont eu une action sur les douleurs. A tous ces traitements, on doit à ce sujet ajouter encore l'influence de l'imagination et de la suggestion chez les tabétiques.

Il faut aussi avoir en considération la variabilité énorme d'un jour à l'autre de la symptomatologie chez ces malades; de façon que ceci ôte toute valeur aux observations limitées à 1 ou à 2 cas.

Les tabétiques sont sensibles aux moindres variations atmosphériques, aux émotions morales; leur maladie est éminemment capricieuse, rétrocède spontanément, de façon que ces observations, surtout si le traitement a été prolongé, peuvent à juste titre être considérées comme des simples coïncidences.

Cependant, nous devons retenir de ceci que les symptômes ne sont pas très tenaces puisque une cause quelconque peut faire disparaître momentanément certains d'entre eux, peut-être la suggestion simplement. LE TABES N'EST DONC PAS LIÉ DIRECTEMENT AUX LÉSIONS.

En résumé, dit le professeur Pierre Marie (1) en parlant du traitement du tabes, si dans la médication interne, il y a quelques agents pouvant exercer une influence favorable sur certains symptômes, nous n'en possédons encore aucun auquel on puisse attribuer une action véritablement curative sur la maladie elle-même.

Nous pouvons donc de plus en plus accepter comme sentence l'opinion du Professeur Grasset : le tabes est curable ; de façon que, comme critérium du véritable traitement, nous devons chercher celui qui, en faisant disparaître la plupart des symptômes d'une façon permanente nous donnera une guérison au moins apparente.

(1) Traité de médecine de Charcot-Bouchard-Brissaud. Tome 9, page 778 (2ᵉ édition), 1904.

DEUXIEME PARTIE

LA MÉTHODE DE DENSLOW

I

La théorie de Denslow

Devant l'insuffisance des traitements classiques pour obtenir la guérison du tabes, on doit chercher davantage et prendre en considération les nouvelles méthodes proposées.

Nous avons vu l'échec des divers moyens que nous avons passés en revue dans notre chapitre des médications accessoires, et nous avons vu aussi qu'on avait obtenu des résultats avec des moyens thérapeutiques tout à fait éloignés.

C'est ainsi que, de notre côté, nous avons été amenés à essayer la méthode que pour le traitement du tabes, propose le Docteur Legrand Denslow, de New-York.

Ses premières observations remontent à 1876

et déjà dans le *Medical Record*, 1885, il fait ses premières publications.

Mais ce n'est que depuis 6 ans qu'il a mis en pratique ses observations pour le traitement du tabes.

Avant d'entrer dans les détails de sa méthode, nous devons exposer son idée directrice, sa théorie sur la pathogénie du tabes, exposée dans sa communication à l'Académie de Médecine de New-York, le 16 mai 1907 (1).

Denslow dit : « D'après notre expérience, l'on peut conclure :

1° Une irritation périphérique peut amener des changements pathologiques dans le système nerveux central, en provoquant des impulsions nerveuses continues qui épuisent la substance de ces centres nerveux.

2° La dégénérescence des nerfs périphériques dans le tabes s'explique probablement par le fait que ces mêmes impulsions, dépassant le système

(1) L'ataxie locomotrice : « Une nouvelle théorie sur sa cause ». Communication à l'Académie de Médecine, le 16 mai 1907, publiée dans le Medical Record de New-York, le 15 juin 1907 et dans le Progrès Médical du 14 septembre 1907.

central, dépensent leurs forces aux points les plus vulnérables ou les moins résistants.

3° Dans de certains cas tabétiques on observe des symptômes d'une sévérité hors de toute proportion avec le trouble pathologique réel survenu aux centres nerveux; ces symptômes sont dûs à un changement initial qui a produit une zone ou aura d'irritabilité en dehors de ce changement, s'étendant au cerveau, au cervelet, et au nerf sympathique, et embrassant, parfois, presque le système nerveux entier, y compris le système alimentaire.

4° La suppression de cette irritation causative, suivie de l'éloignement de graves symptômes tels que : perte d'équilibre, ataxie, incontinence d'urine et d'excréments, anesthésie, et hyperesthésie, etc. semblerait indiquer la présence d'une zone d'irritabilité fonctionnelle en dehors du changement pathologique véritable. »

Cette irritation périphérique, Denslow l'a trouvée dans tous les cas qu'il a examinés, et son soulagement a entraîné la disparition ou l'amélioration des symptômes tabétiques; elle siège au niveau de l'appareil génito-urinaire, dans l'un comme dans l'autre sexe. Mais il pense que son siège peut être extrêmement variable et que les causes peuvent être aussi nombreuses que les troubles fonctionnels qu'elles entraînent.

Cette théorie de l'irritation périphérique ne serait d'ailleurs pas irrationnelle :

1° Puisqu'une intoxication chronique, l'ergotisme, qui détermine aussi une irritation périphérique sur les muscles striés, entraîne, au dire de Tuczek, une dégénérescence des cordons postérieurs de la moelle, analogue en tous points aux lésions du tabes.

2° Puisque la névrite des nerfs périphériques peut entraîner un pseudo-tabes (Neuro-tabes de Déjérine, Mott).

Cette irritation doit être permanente, pour arriver à produire une irritation nerveuse constante.

Elle peut alors exister pendant des années, sans que le malade en ait même conscience.

Dans une seconde communication à l'Académie (1), il est plus affirmatif encore et il ex-

(1) L'ataxie locomotrice : « Une nouvelle théorie et traitement avec des cas. » Communication à l'Académie de Médecine, le 1er octobre 1908, publiée par le « Medical Record », le 21 novembre 1908.

prime sa conviction complète que les changements survenus dans les racines postérieures et amenant comme conséquence le tabes, sont le résultat d'impulsions sensitives périphériques transmises d'une façon continue aux racines sensitives de la moelle.

Ces impulsions continues épuisent une racine, qui n'a le temps ni les moyens de se régénérer; elles s'épuisent comme se viderait une batterie électrique, dont on se servirait constamment sans penser à la remplir. Il est inutile de supposer dès lors une toxine, un microbe ou un étranglement de la racine.

La lésion commencera par le point le plus vulnérable, en détruisant le neurone à l'endroit où il a perdu sa névroglie dans les racines postérieures à l'anneau d'Obersteiner.

D'autre part, cette dégénérescence tabétique a un caractère sélectif et ne s'étend pas aux fibres et voies nerveuses dont la signification fonctionnelle est différente.

Cette théorie peut se rapprocher de celle de Cornélius (*Arzliche Sachverständigen Zeitung*, n° 20, 1906) qui voit deux circulations dans le système nerveux, comme dans le système vasculaire et explique les maladies nerveuses :

1° Par une irritation pathologique héréditaire ou acquise (froid, surmenage, maladies du système nerveux).

2° Par une obstruction survenant dans l'influx nerveux ; un stimulant reçu et transmis, de façon qu'il n'y ait plus de repos pour le centre.

L'auteur admet avec Edinger (*Med. Klinik*, n° 88, 1908) que l'épuisement d'un nerf par un excès de travail ou simplement la fatigue, quand ce nerf est dégénéré ou empoisonné, ne peut être guéri, et qu'il n'y a pour lui d'autre issue que la paralysie ou l'atrophie. La syphilis n'agirait qu'en rendant ce nerf plus susceptible ; peut-être pourrions-nous ajouter aujourd'hui, comme conséquence de la méningite spécifique de la période secondaire, qu'on tend depuis peu à admettre.

Quant à la cause d'irritation, son siège serait dans l'urètre, la vessie, l'utérus, l'appendice, le rectum et probablement dans beaucoup d'autres points de la périphérie. Ces lésions irritatives pourraient servir à l'étiologie, non seulement du tabes, mais même de la paralysie générale et de la tabo-paralysie (de Fournier).

Les lésions irritatives trouvées par Denslow dans tous ces cas de tabes, siégeaient dans l'urètre et la vessie et variaient depuis des légères irritations locales, jusqu'aux irritations généralisées, avec érosions, avec ou sans spasme; depuis une irritation simple de la vessie, jusqu'à une cystite chronique, avec ou sans rétention ou incontinence des urines ou des fèces.

Il était nécessaire que nous exposions au moins dans son ensemble la théorie du Docteur Denslow, quoique, comme nous l'avons déjà dit, nous voulons éviter autant que possible le domaine des hypothèses.

Cependant, nous croyons que, sans nous exposer à la moindre critique, on peut affirmer qu'une lésion chronique de l'urètre, comme une infinité d'autres affections, permanentes et localisées doivent provoquer une irritation centrale. Cette irritation peut être très minime et passer absolument inaperçue du malade, mais il est évident que, si elle persiste des années, comme chez les vieux blennorragiques, elle doit provoquer certainement par retentissement des troubles quelconques dans les centres. Ceci ne doit pas être considéré comme une hypothèse.

En second lieu, nous croyons fermement que cette irritation continue n'est pas suffisante à amener par elle-même des troubles aussi profonds que ceux qui caractérisent le tabes. Le nombre des individus avec des rétrécissements ou avec un urètre très atteint par une blennorragie ancienne, est immense, et celui des tabétiques excessivement restreint.

Mais si, comme pour beaucoup d'autres maladies, un seul facteur ne suffit pas, il est possible que ces irritations sensitives continues, produisant un « locus minoris resistentiæ », le tabes soit le résultat de ces irritations chez un syphilitique, de même que l'irritation de la langue par le tabac entraînera un cancer par l'intermédiaire d'une plaque de leucoplasie chez un syphilitique.

Remarquons enfin que tous les tabétiques, presque sans exception, présentent des troubles urinaires. Cette théorie, d'après laquelle le siège le plus fréquent et le plus important serait dans l'urètre explique la rareté du tabes chez les femmes.

Certainement, la science, avec ses progrès de demain, nous expliquera aussi l'affinité élective du bacille d'Eberth pour les plaques de Peyer et celui du tripanosome pour les méninges.

II

Le traitement de Denslow

§ 1. MODE DE TRAITEMENT

Dans un article du *New-York Medical Record* (21 nov. 1908), Denslow disait : « La partie essentielle du traitement est de délivrer l'urètre de toute contraction en opérant et dilatant où cela est nécessaire, et de traiter localement n'importe quelle érosion ou état, sensitif, local ou général. On peut appliquer n'importe quel antiseptique, pourvu que son action soit douce. »

Denslow ne s'est jamais servi de nitrate d'argent. Il conseille de ne jamais oublier de faire une analyse complète des urines (albumine, sucre, etc.).

M. Denslow, outre l'urotropine et l'usage d'un tonique quino-ferrugineux, n'a jamais donné d'autres médicaments, ni mercure, ni iodure, ni strychnine. Il faut toujours éviter la constipation.

Il est bien difficile d'expliquer la technique opératoire du traitement, car, comme nous l'avons déjà dit, celle-ci varie pour chaque cas. Non seulement à cause des modifications individuelles, mais aussi à cause des variations du siège de l'irritation. Dans certains cas, il faudra traiter la vessie, dans d'autres l'urètre ou le rectum.

Il dit lui-même : « Dans chacun des cas, on apporta autant qu'il fut possible toutes les ressources de la chirurgie, pour les modifier de temps en temps, ainsi que cela semblait convenir le mieux aux exigences individuelles. *Aucune règle immuable ne peut être posée, et elle n'est pas nécessaire non plus au chirurgien habile.* »

Cependant, prenons le cas le plus simple, celui où l'urètre est le siège exclusif de la lésion à traiter. On doit considérer comme excessivement rare un cas de tabes qui ne présenterait pas de lésion urétrale, et comme plus fréquent, celui où la lésion est là et ailleurs.

Nous allons donner un schéma du procédé employé.

Après un examen minutieux du calibre de l'urètre, le traitement de Denslow peut se diviser en trois parties :

1° Une intervention que nous appellerons l'opération de Denslow. Elle consiste surtout dans une incision dans l'urètre antérieur libératrice de l'urètre de 2 à 3 centimètres, que nous pratiquons avec le méatotome.

2° Dans le traitement par l'urétroscope des lésions existantes par les moyens connus, mais en évitant toute irritation.

3° En une dilatation lente et graduelle de l'urètre. Le siège principal de cette dilatation est l'urètre antérieur, nous opérons avec des bougies métalliques courtes; Denslow affirme que les véritables rétrécissements de l'urètre profond sont rares, que presque toujours ce sont des spasmes qui cèdent à la dilatation antérieure. La dilatation totale, quand elle est nécessaire, se fait avec les bougies ordinaires.

De toutes façons, la question primordiale est la plus grande douceur, car pour peu qu'on aille brusquement, on s'expose à des accidents nerveux très graves (shock, vomissements, syncope, etc.), et à l'aggravation des symptômes, surtout des douleurs.

Dans sa communication, il dit lui-même : « Il

faut, d'une manière générale, se rappeler les susceptibilités de l'appareil urinaire à l'infection, et, d'une façon particulière, la susceptibilité spéciale de l'urètre des tabétiques aux moindres causes d'irritation. *Les limites du soulagement et de l'aggravation du mal par le même traitement, sont très voisines chez les tabétiques.* »

Denslow conseille à ses malades de faire un peu d'exercice, très peu de temps et sans se fatiguer du tout.

Le coït est absolument défendu pendant toute la durée du traitement, et l'infraction à cette règle aurait les suites les plus fâcheuses.

La durée du traitement varie de trois à huit mois ; les séances varient aussi, suivant le cas, une fois à trois fois la semaine.

Une contre-indication du traitement est une affection urétrale trop avancée.

Jusqu'à présent on a expérimenté presque exclusivement chez les hommes.

§ 2. EFFETS DU TRAITEMENT

« Les troubles pathologiques permanents,

dit Denslow, qui se sont produits dans la moelle ou autre partie du système nerveux, sont naturellement irréparables. Mais on obtient un soulagement permanent de ces troubles en supprimant la cause de l'irritation. Les douleurs, l'incontinence d'urine et des fèces, l'équilibre et la sensibilité sont rétablis. On a obtenu ce qu'on cherchait au point de vue du malade. Pratiquement il est guéri, théoriquement il ne l'est pas. »

Denslow dit qu'en général on peut ne rien obtenir, si le symptôme dure depuis plus de 5 ans, ou si le malade est définitivement alité depuis plus de trois mois. L'usage prolongé de la morphine serait une contre-indication pour le traitement.

Dans les cas très jeunes, où le début de la maladie ne remonte qu'à quelques mois, le traitement peut pendant les premiers jours, aggraver le syndrôme; en tous cas, le traitement est des plus délicats.

L'effet du traitement peut se faire sentir au bout de quelques heures ou se faire attendre plus d'un mois.

Le plus souvent, les meilleurs résultats s'obtiennent très vite et *le résultat acquis est défi-*

nitif; l'amélioration postérieure est beaucoup plus lente. Néanmoins, après le traitement, les malades doivent revenir à la consultation tous les 3 ou tous les 6 mois, pour être surveillés.

Denslow insiste sur ce que les résultats acquis par son traitement sont définitifs et les malades cliniquement guéris depuis cinq ans, sauf deux, n'ont jamais vu reparaître leurs symptômes.

En 1908, à propos d'une dizaine de malades traités en 1904-1905, il dit lui-même : « Quoique trois ou quatre années se soit écoulées depuis que ces malades ont été traités, deux fois seulement il s'est produit une rechute concernant exclusivement la marche, et non l'état général ni les autres symptômes, quoique ayant eu de l'incontinence d'urine. Ces deux malades n'avaient suivi qu'un traitement de courte durée, par négligence. »

Denslow croit qu'on peut obtenir la guérison pratique complète sur 60 % des malades réunissant les conditions citées plus haut. Cette guérison, dans les meilleurs cas, consiste dans la disparition de toute souffrance, le retour total de la sensibilité, la marche pratiquement normale, la disparition du Romberg. Les signes d'Argyll et de Westphal ne sont pas modifiés. Une chose intéressante, c'est que les troubles urinaires semblent être des plus rebelles et cèdent les derniers. En tous cas, le pronostic du traitement est en raison directe de la gravité des lésions urétrales.

Le traitement de Denslow agit surtout sur les membres inférieurs; l'ataxie des membres supérieurs, et même l'atrophie, a disparu aussi dans quelques cas et n'a pas été modifiée dans d'autres.

Les troubles oculaires, muscles de l'œil, ont été aussi corrigés dans quelques cas.

Le traitement n'a aucun effet sur les atrophies neuro-optiques.

Bien entendu, la critique véritable va être faite plus loin par l'observation des faits, mais nous voulons dire ici quelques mots.

Le traitement ne présente aucun danger, n'est pas douloureux, il est au plus un peu désagréable. En tous cas, bien fait, il ne peut nullement nuire et, de toutes façons, soulagerait les tabétiques par le traitement de l'urètre, même au point de vue simplement rationnel.

Maintenant, si nous acceptons que les meilleurs médicaments doivent être de violents poisons, nous devons admettre que le traitement de Denslow est un excellent traitement, car, comme nous l'avons vu plus haut, employé à trop hautes doses, il est bien loin d'être inoffensif.

C'est la réponse à ceux qui voudraient expliquer son action par une simple suggestion; le traitement par lui-même agit, et agit très énergiquement.

Nous croyons, cependant, qu'il doit être perfectionné et étendu car, comme dit Denslow lui-même, « il faut surtout chercher le point de la plus grande irritation. »

La théorie de Denslow, si elle explique bien la pathogénie du tabes, ne suffit peut-être pas pour expliquer l'action de son traitement, car il ne suffit pas de supprimer en la guérissant la lésion irritative, pour produire l'effet; la dilatation a par elle-même une action spécifique et produit peut-être une impulsion sensitive favorable opposée à l'antérieure pathogène. D'ailleurs, nous aurons l'occasion de revenir plus loin sur cette question intéressante.

Quant à nous, nous sommes aujourd'hui absolument convaincu, de l'action évidente de la dilatation de l'urètre dans le tabes, et de son action absolument nette sur l'innervation des membres, sur les phénomènes vaso-moteurs et quelquefois sur l'état mental, comme déjà Denslow l'avait observé lui-même en parlant de la paralysie générale.

Nous espérons poursuivre les recherches pour le traitement d'autres scléroses médullaires, ainsi que de la maladie de Parkinson où déjà quelques effets auraient été observés.

TROISIEME PARTIE

Observations sur la répercussion centrale des irritations périphériques et les troubles réflexes qu'elles entraînent justifiant la méthode de Denslow

I

Observations et considérations générales

En 1893, Weill (1), publiait un article sur les troubles nerveux chez les tuberculeux. Il constatait que le phénomène le plus fréquent est l'hyperesthésie musculaire. Cette hypéresthésie s'accompagne d'une augmentation de l'excitabilité faradique des muscles et généralement d'une hyperesthésie des tissus profonds : os, articulations, tendons, et quelquefois de troubles de la sensi-

(1) WEILL. — Revue de Méd., 1893, p. 449. Les troubles nerveux chez les tuberculeux.

bilité périphérique. Ces troubles sont limités ou peuvent se généraliser et ont une prédominance unilatérale. Exceptionnellement, on peut observer des phénomènes moteurs.

« *On ne peut rapporter ces phénomènes, dit l'auteur, qu'à un trouble de la fonction des centres nerveux.* »

Ces phénomènes ne sont pas liés à l'hystérie, comme pourrait le faire croire le rétrécissement du champ visuel qu'on observe souvent. L'hyperesthésie profonde, la moindre fréquence des troubles de la sensibilté superficielle, l'état mental des sujets réfractaires à la suggestion et à l'hypnotisme en feraient en tous cas une hystérie spéciale.

Ces troubles ne traduiraient pas l'action d'une toxine de nature infectieuse, *mais ils relèvent d'une excitation sensitive des nerfs pulmonaires.*

En 1897, M. L. Jacquet publiait dans le *Bulletin de la Société Médicale des Hôpitaux* (1) l'observation d'un malade qui présentait de l'hémi-hyperesthésie neuro-musculaire avec hémi-

(1) L. Jacquet. — Bulletin de la Soc. Médic. des Hôpitaux. 1897, p. 1170.

parésie et hémi-anesthésie sensitivo-sensorielle du même côté, étiologie indéterminée, on ne trouve que l'alcoolisme dans les antécédents.

En 1898 (1) il publiait une autre observation d'un malade alcoolique paludéen, et blennorragique présentant de l'hémi-hyperesthésie neuromusculaire du côté droit.

En 1899 (2), le même auteur cite l'observation d'un malade atteint d'hémi-hyperesthésie profonde, avec troubles variables de la sensibilité cutanée et sensorielle.

Dans la première observation, cette hyperesthésie fut transférée à droite par l'influence d'une orchiépididymite ; l'orchite va mieux, l'hyperesthésie diminue, rechute de l'orchite, oscillation parallèle du syndrôme sensitif. La deuxième observation se rapporte à un tuberculeux atteint de lésions du sommet gauche, avec la même hyperesthésie du même côté, transfert de l'hémi-hyperesthésie à droite, sous l'influence d'un foyer de broncho-pneumonie sous la base de l'aisselle droite. Ces cas, ajoute l'auteur, concordent

(1) L. Jacquet. — Bulletin de la Soc. Médic. des Hôpitaux, 1898, p. 590.

(2) 1899, p. 452.

avec les recherches de Brown-Séquard(1), qui a dit : « *Il n'est guère possible d'irriter une partie sensible de l'organisme, sans modifier plus ou moins profondément l'équilibre dynamique de la presque totalité du système nerveux.*

D'autre part, Rumph, de Dusseldorf, a montré qu'à l'état sain, *la sensibilité perd d'un côté ce qu'elle gagne de l'autre.*

Enfin, ils concordent avec les observations de Weill sur l'hyperesthésie des tuberculeux, due à l'excitation des nerfs pulmonaires et surtout, dit Jacquet, à celle des intercostaux et des ganglions sympathiques. La localisation est commandée par celle des lésions mêmes, mais oscille au gré des poussées congestives et broncho-pneumoniques si fréquentes chez ces malades.

En 1900, l'auteur avec Lacasse (2), donne une observation sur l'hyperesthésie cutanée sensorielle et neuro-musculaire du côté gauche, chez un convalescent de fièvre typhoïde. Cet état a commencé par une brusque et violente douleur

(1) Brown-Séquard. — Comptes-rendus de l'Académie des Sciences, 1886, t. II, p. 793.

(2) L. Jacquet et Lacasse. — Bulletin de la Soc. de Méde- 1900, p. 519.

au creux poplité gauche, le lendemain d'une hémorragie intestinale.

Jacquet (1)*dit qu'une irritation, née d'un maxillaire, est susceptible de provoquer une série de troubles à distance, aussi nombreux qu'il existe de tissus différenciés en relation avec le centre irritatif et parmi ces troubles, il insiste sur la pelade (dont il explique aussi l'origine), ainsi que sur les névralgies faciales, dont on savait depuis longtemps déjà qu'une irritation dentaire ou péridentaire est souvent la cause.* Et, plus loin :

« LA SUPPRESSION DE CET ÉTAT IRRITATIF EST CAPABLE, A ELLE SEULE, DE FAIRE CESSER CES TROUBLES ET LÉSIONS, Y COMPRIS LA PELADE. »

Ces idées sur l'étiologie de la pelade ont été combattues par Sabouraud (2), qui reconnaît cependant que l'origine dentaire est vraie quelquefois, quoique plus souvent elle semble douteuse.

(1) Annales de Dermatologie et de Syphilopophie, mars 1902. Pelade d'origine dentaire. — La Clinique, 18 sept. 1908, p. 594. Le problème étiologique de la pelade. — La Clinique, 9 oct. 1908, p. 41. Le problème étiologique de la pelade. — Testchrift de Koposi — Pratique dermatologie, t. IV, p. 330. Troubles de la sensibilité.

(2) R. SABOURAUD. — La Clinique, 14 août 1908, p. 517 ; et 21 août 1908, p. 538. Sur le problème étiologique de la pelade et l'utilité du traitement local des plaques peladiques.

Peut-être que dans ces cas la lésion irritative se trouverait ailleurs.

En deux mots, Jacquet a fait lui-même les observations suivantes :

1° Un phlegmon de l'oreille droite avec hyperesthésie profonde de tout ce côté droit et herpès préputial à droite.

2° Phlegmon plus léger de l'oreille gauche et herpès de la lèvre inférieure à gauche.

3° Névralgie faciale gauche, causée par le plombage laborieux et douloureux d'une dent de ce côté, avec hyperesthésie cutanée du côté gauche et herpès préputial gauche.

Ces faits ne paraissent pas dûs pour Jacquet à l'hystérie et il en propose la synthèse suivante :

1° Toute irritation d'un point quelconque de l'organisme paraît exalter plus ou moins la sensibilité du côté où elle siège. Il semble que l'anesthésie succède souvent à cette première phase.

2° L'exaltation sensitive revêt entre autres formes celle d'une hyperesthésie systématisée du côté qu'occupe la lésion et décroissant à mesure qu'on s'en éloigne. Elle peut frapper tous les modes de la sensibilité; elle peut s'accompagner en outre d'une exaltation de la vie organique totale.

3° Les lésions aiguës viscérales et par ordre décroissant, celle de l'intestin et du péritoine, du larynx, du poumon et de la plèvre, semblent à ce point de vue les plus dynamogènes.

4° La réaction paraît d'autant plus vive, que le système nerveux du sujet a subi la tare névropathique.

5° *Cette exaltation momentanée de certaines propriétés organiques peut coïncider avec la disparition de certaines autres.*

Enfin, avec M. Jourdanet, en 1909, M. Jacquet rapporte des observations de migraine par excitation fonctionnelle gastro-intestinale (1).

Il s'agit de seize malades, ayant une mauvaise hygiène alimentaire et qui furent guéris de leur migraine par un régime approprié, surtout en les forçant à lutter contre leur tachyphagie.

La pathogénie de la migraine, qui découle de ces cas, est la suivante pour Jacquet :

(1) L. Jacquet et Jourdanet. — Revue de Médecine, n° 4, 10 avril 1909, p. 271-291. Migraines par excitation fonctionnelle gastro-intestinale.

La tachyphagie produit une surirritation de l'estomac en nécessitant son surfonctionnement. Cette irritation est transmise au centre par le système vaguo-sympathique, jusqu'au cortex et c'est cette irritation du cortex qui serait pour Jacquet le substractum physio-pathologique de la migraine.

C'est pourquoi la migraine augmente par tout effort physique ou cérébral.

Quant à l'irritation des fibres sympathiques au niveau de l'estomac, elle produirait les phénomènes vaso-moteurs (pâleur, érythrose) de la migraine.

Mais, à côté de la migraine gastrique, Jacquet admet : la migraine hépatique ; la migraine d'origine centrale (par surmenage intellectuel), génitale (période cataméniale), oculaire, par troubles de l'accommodation.

« *Sans méconnaître l'importance de l'intoxication et de l'auto-intoxication,* dit-il, *si fréquemment invoquée de nos jours, nous sommes d'avis qu'on leur a trop sacrifié les excitations fonctionnelles dont nous nous efforçons, à grand renfort d'observations cliniques, de préciser le dé-*

part, les voies de propagation et leurs aboutissants. »

Le 28 juillet 1909, M. Fernand Trémolières (1) publie un article en rapportant un certain nombre d'observations d'hyperesthésie systématisées, accompagnant des lésions d'organes plus ou moins éloignés, dans lequel il passe en revue les travaux de L. Jacquet, les confirme et les résume.

« Leven, le premier, en 1880 (Compte-rendu de la Soc. de Biol., 1880, p. 338) semble avoir bien interprété ces faits. Plus tard, Weill, de Lyon, constatait des phénomènes analogues et ensuite L. Jacquet observe des faits du même ordre, il admit, puis nia leur nature hystérique. Jeanselme, qui vit le même syndrôme, ne les attribua pas uniquement à l'hystérie. »

Il est juste d'ajouter, dit-il plus loin, que les expériences de Brown-Séquard ne mettent en évidence que l'hyperesthésie, et que les résultats de l'expérimentation clinique, telle que l'a instituée L. Jacquet, sont autrement complets et nuancés. Il classa ces faits et en donna une interprétation

(1) Fernand Trémolières. — Presse Méd., 28 juillet 1909, p. 537. Hyperesthésies systématisées et troubles connexes.

rationnelle. Son élève Lebar a exposé toutes ses recherches et leurs résultats en une thèse originale et solidement documentée, avec 75 observations dont 40 lui sont personnelles et concernant les maladies les plus diverses (1).

Trémolières rapporte l'observation suivante : Hyperesthésie de la peau, des muscles, des troncs nerveux de tout le côté gauche, chez un malade atteint de tuberculose du poumon gauche.

Hyperesthésie de la région occipitale de l'épaule gauche, de la moitié gauche du pharynx et du larynx, à cause de furoncles de la moitié gauche de la nuque, cessant et réapparaissant en même temps que les furoncles de cette région.

A côté de ces hyperesthésies cutanées et neuromusculaires, il faut citer l'HYPERESTHÉSIE VIBRATOIRE DES OS ÉVALUÉE AU DIAPASON, des douleurs articulaires spontanées ou provoquées par l'exploration méthodique.

En plus de ces sensations objectives, il y a des sensations subjectives, lancinements, fourmillements, engourdissements, céphalée.

(1) L. LEBAR. — Thèse, Paris, 1908. Hyperesthésies systématisées et troubles connexes.

L'auteur a observé aussi des TROUBLES RÉFLEXES : exaltation des réflexes du côté, hyperesthésie, apparition de phénomènes d'excitation des muscles de ce même côté. A ces phénomènes s'ajoutent encore des phénomènes thermiques, vaso moteurs et pupillaires, dont pour les détails nous envoyons à la thèse de Lebar.

Qu'il nous suffise d'ajouter que toute suggestion involontaire a été soigneusement évitée et qu'on a employé des manœuvres de contrôle.

L'auteur dit qu'il a observé personnellement de nombreux exemples, et ajoute : « Une relation tant de fois répétée ne saurait être fortuite. Or, ces exaltations sensitives, ces hyperesthésies systématisées, avec divers autres phénomènes réactionnels, sous l'influence de lésions diverses, sont *fréquentes* et peu connues. »

Il dit ailleurs : « *Cette exaltation segmentaire de la vie organique dépend souvent d'une cause variable, et l'on peut, en atténuant ou supprimant celle-ci, diminuer ou faire disparaître ses conséquences fonctionnelles.* »

Il semble, comme le dit Jacquet : que toute irritation organique, en certaines conditions de siège, d'intensité et de brusquerie, en même temps qu'elle détermine des troubles sensitifs, *modifie plusieurs autres modalités de la vie organique, et probablement de façon plus ou moins appréciable, toutes ces modalités.*

Les malades chez qui l'auteur signale ces troubles sont porteurs de tares héréditaires, épilepsie, folie, tuberculose ; ou acquises, alcoolisme chronique, surtout.

« Si l'on admet la définition précise, limitative, déjà classique de l'hystérie, proposée par Babinski, l'hyperesthésie et les troubles connexes n'y ressortissent pas davantage ; ce sont presque tous des phénomènes *objectifs* dont le malade n'a nulle conscience, et la soigneuse exploration qui les met en évidence bannit toute suggestion ; certains d'entre eux, visibles et tangibles, comme *l'érythrose, l'hyperthermie, la chair de poule, l'herpès, l'inégalité pupillaire,* sont entièrement soustraits à l'action de la volonté.

Mais cette excitation n'est pas toujours appréciable par nos moyens d'investigation, d'autre part, si elle se reproduit d'une façon constante, elle peut, d'après la loi de l'addition latente et de la sommation, amener un effet quelconque.

Des excitations qui, isolées, paraissent impuissantes, deviennent efficaces quand elles s'accumulent, car elles ont, malgré leur inefficacité apparente, augmenté l'excitabilité de l'organisme (Ch. Richet, *Essai de psychologie générale*, p. 18).

Enfin, « *les troubles nerveux ne font pas que se transformer; ils peuvent encore s'épuiser.* »

D'autres auteurs ont encore attiré l'attention sur des faits analogues. Ainsi Preiswerk (1) en parlant de la névralgie du trijumeau d'origine dentaire, confirme les idées de Jacquet en disant : que toute affection des filets terminaux, *ne provoque pas forcément* une névralgie du trijumeau, il faut pour cela une prédisposition particulière des sujets, goutte, rhumatisme; il suffit parfois d'un foyer inflammatoire, tout à fait superficiel, d'une légère hyperhémie, parfois une pulpite totale, purulente ou non. La radiographie peut révéler des dépôts calcaires intra-dentaires.

Enfin, ces accidents névralgiques peuvent être

(1) PREISWERK. — Soc. de Méd. de Bâle, 27 mai 1909. Névralgie du trijumeau d'origine dentaire.

dûs à une dent qui n'est pas parvenue à percer la gencive et à prendre place à côté des autres.

Il y a quelques années, le docteur R. Suzor, de Paris, communiqua à la Société de biologie des observations qu'il avait faites sur la suppression des irradiations des névralgies d'origine dentaire et même la suppression de ces névralgies par l'application dans la narine correspondante à la dent cariée de tampons d'ouate imbibée de cocaïne.

Galezowski, de son côté, a pu obtenir la guérison de troubles divers (strabisme) du côté des yeux, par l'avultion de racines dentaires cariées et il a conseillé toujours d'examiner la bouche des malades car, très souvent, on pourrait trouver là l'origine de ces troubles.

M. Pozzi a fait un syndrôme utérin, renfermant les modifications de l'état général accompagnant les lésions utérines, en particulier la métrite.

Les troubles réflexes qui caractérisent ce syndrome sont : le ténesme, la constipation, la dyspepsie, la toux (quinteuse, nerveuse), des névralgies (intercostales, sacrées, palpitations du cœur, enfin l'asthénie avec un facies terreux (yeux cernés, air souffreteux).

Nous venons de voir une malade qui, depuis 18 ans, après un dernier accouchement, souffrait tous les 6 mois de spasme de la glotte (loi de la sommation), devenu dernièrement beaucoup plus fréquent. Cette malade avait une rétroversion. Après énucléation de son utérus, ses troubles réflexes sont entièrement et définitivement disparus.

On connaît aussi les travaux du Dr P. Bonnier, sur lesquels nous aurons l'occasion de revenir plus loin.

Ménière (1), dans son *Manuel d'Otologie clinique*, dit à propos des troubles nerveux dûs à la présence de corps étrangers dans l'oreille, qu'outre la sensation de gêne et de chatouillement qu'ils provoquent, on a observé de la toux, de la salivation, de violents maux de tête, des contractures, des convulsions, des névralgies, des vertiges, des vomissements, et jusqu'à des attaques épileptiques symptomatiques.

Boullache, (2) dans le *Manuel de Médecine* de

(1) Ménière. — Manuel d'otologie clinique. Troubles nerveux dûs à la présence des corps étrangers dans l'oreille.

(2) Boullache. — Article vers plato et lombrico in Manuel de Médecine de Debove et Achard.

Debove et Achard, cite les troubles nerveux, sensoriels et sensitifs, dûs à la présence de vers intestinaux; diminution de l'ouïe, de la vue, mouches volantes, modification du caractère, hypocondrie, vertiges et convulsions. Paralysies multiples, catalepsie, chorée, désordres intellectuels, qu'il range sous la dénomination de « névroses vermineuses ».

Quelques-uns de ces troubles peuvent être d'origine toxique, mais d'autres sont évidemment d'origine réflexe.

II

A propos du tabès

Ces observations, faites surtout au point de vue de la sensibilité, ont été recueillies principalement sur des cas aigus ; dans le tabes, maladie chronique, nous observons surtout comme conséquences de ces états, l'épuisement des nerfs, l'anesthésie faisant suite à l'hyperesthésie.

D'un autre côté, tous les auteurs sont d'accord pour admettre que ces phénomènes s'observent surtout chez les individus tarés, tares héréditaires ou *acquises* (alcoolisme ; dans le tabes, ce rôle serait joué par la syphilis ancienne).

En outre, ces observations, que nous avons rapportées, un peu longuement peut-être, ont un grand intérêt dans le cas spécial qui nous occupe, les troubles de la sensibilité superficielle et profonde jouant un rôle prépondérant dans les troubles tabétiques ; ce qui fait que le Professeur

Grasset a pu dire : « *Le tabes est un trouble de la sensibilité profonde.* »

Les troubles de la sensibilité profonde qui peuvent être provoqués, comme nous venons de le voir par le retentissement central, d'une irritation viscérale ou périphérique, peuvent donc être modifiés dans le tabes par le traitement de Denslow.

En 1894, le Professeur E. Hitzig (de Halle) (1) s'occupe du tabes traumatique et de sa pathogénie Il dit qu'aucun doute n'est plus permis sur le rôle capital que joue la syphilis dans la pathogénie du tabes, et qu'on a le droit de l'incriminer dans l'immense majorité des cas, mais pas dans tous, et qu'il reste au moins 10 % des cas (et même plus) qui reconnaissent d'autres agents étiologiques que la syphilis, et c'est parmi ces derniers que le traumatisme peut tenir sa place marquée à côté des maladies vénériennes de nature non syphilitique, des maladies infectieuses, du froid, etc.

(1) E. Hitzig (de Halle). — Le tabes traumatique et la pathogénie du tabes en général. Berlin, chez August Hirschwold, 1894.

A. Schittenhelm, en 1903 (1) n'admet pas l'existence du tabes traumatique dans le sens strict du mot et dit que dans tous les cas où le tabes paraît être provoqué par le traumatisme, celui-ci n'agit que comme cause prédisposante, *en créant un terrain propice à l'action élective de l'agent nocif du tabes.* Il peut aussi mettre en évidence un tabes latent ou bien faire empirer un tabes préexistant.

En 1909, G. d'Albundo, de Catane (2) communique une observation de *symptomatologie tabétique* avec hypercriesthésie, consécutive à une blessure de la moelle, qu'on pourrait rattacher à l'opinion émise par le Professeur Hitzig (de Halle).

Il s'agit d'un homme de 62 ans qui reçut dans la nuque un coup d'alène de cordonnier, dont la pointe pénétra entre la 5e et la 6e vertèbre cervicale.

(1) A. Schittenhelm. — *Deutsch Zeitsch., f. Nervenk.*, t. XXIV, p. 432-453, 1903. Etiologie du tabes et le rapport entre le trauma et le tabes.

(2) G. d'Abundo. — (Catane) Rivista italiana di Neuropathologia, psychiatra, ed elettrotherapia, vol. II, fasc. I, p. 17, février 1909. Symptomatologie tabétique avec hyperchrestésie consécutive à une blessure de la moelle.

Les phénomènes moteurs disparurent vite. Les phénomènes sensitifs, fourmillements, sensation de froid, anesthésie, signe de Romberg, talonnement, absence de sensation du sol, persistèrent au contraire un an après la blessure. En même temps, abolition des réflexes tendineux. Pas d'Argyll, pas de troubles trophiques.

L. Edinger (1) publie, en 1894, une nouvelle théorie sur les causes de quelques maladies nerveuses, en particulier de la névrite et du tabes

Les éléments conjonctifs sains viennent se substituer aux éléments nobles dégénérés des parenchymes. Cette altération, cet affaiblissement des éléments nerveux pourraient survenir : soit lorsque l'activité de ces éléments étant normale, leur réparation est insuffisante, soit lorsque la réparation étant suffisante pour une activité normale, leur fonctionnement se trouve exagéré par une cause quelconque.

Dans le tabes, les plus fortement frappées sont les fibres sensitives de l'appareil musculaire, c'est que ce sont les plus actives dans la station et la

(1) L. Edinger. — Saumlung Klinischer Vortraege. Nouvelle théorie sur les causes de quelques maladies nerveuses, en particulier de la névrite et du tabes.

marche, actes indéfiniment répétés. Si, par suite d'une raison quelconque, syphilis ou autre, la réparation de ces fibres devient insuffisante, leur altération survient, et le tissu conjonctif vient se substituer à elles.

En parlant de la genèse de l'anesthésie dans le tabes, Max Egger (1) fait un parallèle entre les faits cliniques relatifs aux oscillations de l'anesthésie, et les effets de la sommation et les lésions anatomiques des racines postérieures dans le tabes (Déjerine et Thomas). L'intensité de l'anesthésie est, sans doute, déterminée par l'intensité de l'altération anatomique; *mais on ne saurait conclure que la disparition du cylindre axe est la condition « sine qua non » de l'anesthésie*. Il est probable que l'absence de la gaîne de myéline doit entraver les fonctions de nutrition et de dénutrition du cylindre axe.

Cette nutrition défectueuse, l'amincissement du cylindre axe, des troubles circulatoires et peut-

(1) MAX EGGER. — Soc. de Biologie, 21 juin 1902, C. R., p. 750. (Trav. du Service du Professeur Déjerine.) L'effet de la sommation. Le réveil de la sensibilité douloureuse et thermique dans le tabes, les névrites et l'hémianesthésie cérébrale organique. Soc. de Biologie du 21 juin 1902, C. R., p. 752. La genèse de l'anesthésie dans le tabes.

être aussi l'imprégnation du tube nerveux par un virus pathologique, entrave la conduction dans les racines, si bien que les irritants faibles ne pourraient plus passer ; par la sommation, l'irritant renforcé peut vaincre cette résistance.

Poursuivant ces expériences sur les variations observées dans les anesthésies organiques, l'auteur démontre que *l'anesthésie du tabes n'est jamais définitive, aussi avancée que puisse être l'atrophie des racines* et qu'elle n'existe que pour les irritants faibles. Nous avons rappelé les expériences de Vulpian, l'observation de Charcot, etc.

Egger emploie pour ses expériences un diapason mis en vibration par un électro-aimant et portant une épingle fixée perpendiculairement à l'une de ses branches ; cet instrument peut donner environ 60 piqûres par seconde. Parmi les nombreux cas d'analgésie (choisis parmi les plus prononcés), il ne s'en est trouvé aucun qui n'ait fini par accuser la sensation de la douleur sous l'influence de la sommation de cette excitation.

Chez la plupart des malades, la sensation douloureuse devient insupportable, chez d'autres elle est mieux endurée, mais *tous* finissent par avoir la sensation de la piqûre douloureuse. Quant aux malades chez lesquels les troubles sensitifs se manifestent par un retard de la perception douloureuse, l'effet de la sommation raccourcit le temps de latence et finit par faire disparaître le retard.

Chez ceux qui ont des troubles de la sensibilité thermique, la sensation de la piqûre rend instantanée et d'une intensité beaucoup plus forte la sensation de chaleur.

D'un autre côté, MM. Jean Heitz et Lortat Jacob (1) publient les observations des malades chez qui tous les symptômes cardinaux du tabes se sont aggravés pendant la crise gastrique.

L'apparition des anesthésies cutanées est accompagnée de troubles de la réflectivité (signes d'Argyll dans un cas, abolition des réflexes dans l'autre) et des troubles de la coordination (signe de Romberg). Cette crise gastrique, se deman-

(1) JEAN HEITZ et LORTAT JACOB. — Rev. de Neurologie, 1902, p. 1206. Des intermittences des anesthésies radiculaires dans leurs relations avec les crises gastriques du tabes.

dent-ils, est-elle la cause des symptômes ou, comme eux, le résultat d'une étape de la maladie?

L'année suivante (*Du siège des anesthésies cutanées chez les tabétiques, de leurs relations avec les crises gastriques et intestinales*. Soc. de Biol., 28 mars 1903, p. 437), Heitz a constaté qu'au cours des crises gastriques chez les tabétiques, l'anesthésie ne faisait jamais défaut.

Les limites en sont variables : la supérieure étant au niveau de la 7ᵉ cervicale, 4ᵉ ou 5ᵉ dorsale, l'inférieure serait constituée par une ligne passant à égale distance, entre l'appendice xyphoïde et l'ombilic, presque jamais au-dessous de la 9ᵉ dorsale.

Ces faits se superposent à ceux décrits par Head : territoire hyperesthésique cutané au cours des affections douloureuses de l'estomac et de l'intestin.

Il semble dans le cas du tabes qu'une action pathologique agissant sur la racine (inflammation, imprégnation par une toxine), provoque simultanément la crise douloureuse dans les viscères et l'anesthésie dans le territoire cutané.

Pour éviter toute accusation de partialité (1), nous nous sommes abstenus de commentaires, et

(1) Nous voulons signaler cependant l'hypothèse suivante :

« L'effet étiologique que nous avons étudié, dit Trémolières, nous montre un perpétuel et réciproque échange d'impressions entre les centres nerveux, les tissus, les viscères et les terminaisons sensorielles et cutanées, et nous conduisent à admettre avec Apathy, entre périphérie et centre, une véritable « circulation nerveuse à circuit fermé ».

Qu'il nous soit permis d'ajouter que nous trouverons dans la physiologie la confirmation de ces nouvelles lumières pathologiques. Tout le monde sait que l'excitation de la luette provoque l'excitation des contractions de l'estomac; ne devons-nous pas admirer la Nature qui a formé le circuit fermé de telle façon que chaque bol alimentaire en passant par le pharynx, et en comprimant la luette, va exciter les fonctions de l'estomac et préparer cet organe à la digestion de chaque bouchée qui lui arrive, et ne verrons-nous pas dans tous les mouvements de déglutition qui se font dans un repas, une sommation à l'organe de remplir sa fonction ?

Le même phénomène peut se rappeler pour expliquer l'usage du réflexe tendineux dont l'utilité est méconnue jusqu'aujourd'hui. Chaque flexion et extension du genou, dans l'acte qui constitue la marche, provoque une excitation sur la moelle, aussi minime qu'elle soit, pour faciliter l'excitation immédiate du pas suivant. Quoique nous savons très bien que les individus qui, sans maladie sont privés depuis longtemps du réflexe rotulien, marchent aussi bien que les autres; il serait curieux de rechercher s'ils peuvent le faire *aussi longtemps*.

Nous avons vu dernièrement un ancien gastro-sucorrhéique chez lequel la luette, excessivement allongée, balaye la langue constamment, et un autre, atteint de bronchite chronique et d'asthme qui souffre en même temps de polypes au nez. On peut se demander si l'irritation chronique qui a amené ces états n'a pas eu pour point de départ cette irritation réflexe. (Note de l'auteur.)

nous avons laissé les observateurs s'expliquer eux-mêmes ; mais, il n'est pas douteux que, si on veut réunir d'un côté les observations de Jacquet, Trémolières et tant d'autres, et de l'autre les expériences d'Egger et la conclusion de Head citée plus haut, la pathogénie du tabes s'éclaire d'une vive lumière et donne un grand appui à la théorie de 1 nslow sur cette maladie.

III

A propos du traitement

Heitz (1) lui-même explique déjà par les observations citées plus haut, l'effet du traitement.

Après avoir rappelé que les troubles de la sensibilité peuvent, de même que l'abolition des réflexes et *même le signe d'Argyll, apparaître au cours de crises gastriques et se modifier avec elles*, l'auteur rapporte l'observation de deux malades présentant des troubles sensitifs très étendus, qui disparurent presque complètement sous l'influence des bains carbo-gazeux à Royat. L'action de ces bains peut être rapprochée des résultats obtenus par Egger par la piqûre de la peau répétée 60 fois par seconde. Dans les deux cas, la sommation fait reparaître plus ou moins rapidement la sensibilité dans les régions anesthésiques.

Mais l'anesthésie disparaît également au ni-

(1) Archiv. Génér. de Médec., 1904, p. 270. Des modifications des anesthésies cutanées du tabes sous l'influence des bains carbo-gazeux.

veau des muqueuses et en même temps l'état général s'améliore, il y a augmentation de la force de la systole cardiaque, élévation de la pression artérielle, augmentation du taux de l'urée, etc., etc.

L'action générale réflexe, dit-il toujours, suit l'action locale et toutes deux combinées amènent l'atténuation des douleurs, la diminution des troubles urinaires et de l'incoordination.

Encore une fois, les auteurs eux-mêmes nous amènent graduellement à admettre que « le traitement chirurgical de l'ataxie locomotrice » de Denslow est le meilleur.

Reposant sur le même principe, elle entraîne les mêmes effets, mais agit plus directement, plus énergiquement, d'une façon qu'on peut mieux graduer. On s'explique ainsi pourquoi les effets obtenus par la dilatation de l'urètre agissent nettement sur tout le syndrôme tabétique et sont incomparablement supérieurs à ceux que donne la simple excitation cutanée.

C'est ainsi que Laborde agissant aussi directement sur les centres nerveux, par les tractions rythmées de la langue, nous a donné une méthode dont nous connaissons les heureux résultats.

A un autre point de vue également, mais toujours avec le même principe, le Docteur P. Bonnier, par sa méthode de cautérisations superficielles de la muqueuse nasale, a obtenu d'excellents résultats par ce qu'il appelle « l'action directe sur les centres bulbaires ».

A propos du retentissement central des irritations périphériques ou viscérales, il dit (1) : « Un enfant louche, a des convulsions, un vermifuge fait tout disparaître. Une femme a des vertiges, des migraines, de la gastralgie, de l'entérite : un curettage utérin supprime tout. Un homme a de la diplopie, de la toux, de la tachycardie ; l'ablation d'un bouchon de cérumen fait tout cesser. *Les faits de ce genre sont bien connus, et, en général, mieux connus des malades qui s'écoutent trop, que des médecins qui ne les écoutent pas assez.* »

Voici deux résumés d'observations où certainement l'action de la suggestion ne peut être admise. Cette accusation a été souvent portée contre

(1) P. Bonnier. — Journal de Médecine interne, n° 6, p. 51, 28 février 1909. L'épistasie. Action directe sur les centres bulbaires.

sa méthode et le sera aussi contre celle que nous proposons, par ceux qui ne voudront pas se donner la peine de lire notre exposé ou essayer le traitement.

1° Mme S., Docteur en Médecine, était atteinte depuis 1892, à la suite de dysenterie, d'une entéro-colite muco-membraneuse, avec huit à dix selles glaireuses et douloureuses par jour, amaigrissement profond, malgré un régime très sévère. S'étant aperçue que toujours les crises s'accentuaient à l'occasion d'un coryza et qu'elles s'amélioraient dans les moments, très rares, où son nez était indemne, elle me fit part de cette observation et me demanda de modifier cet état nasal. Je lui conseillai des aspirations d'eau chaude iodée et salée. L'entérite disparut ainsi après 14 ans.

2° M. G. G. G. — Colite muco-membraneuse depuis deux ans, avec rhinite légère. Régime sévère; cure à Plombières. Amélioration totale dès le lendemain matin du traitement. Ce malade, qui me fut envoyé par le Professeur Dieulafoy pour une rhino-pharyngite, se laissa cautériser pour sa rhinite hypertrophique, sans soupçonner mes intentions à l'égard de son entérite, qu'une allusion à Plombières et quelques détails m'avaient seuls fait connaître (septembre 1907).

Le Docteur Bonnier (1) dit avoir traité ainsi 32 cas de dysménorrhée, de crampes d'estomac et d'intestin, et même de pollutions nocturnes.

En parlant du rhume des foins (2), il se rapproche encore davantage de la théorie de Denslow, que jusqu'à ce moment il ignorait.

« Physiologiquement, ce rhume est systématiquement constitué par une exaltation paroxystique des sécrétions oculaires, nasales, bronchiques ; mais parfois aussi les sécrétions intestinales, vulvaires, urinaires, s'exagèrent simultanément. L'extrême susceptibilité qu'acquièrent alors les muqueuses exposées provoque des réflexes affolés d'expulsion, clignement des paupières, prurit des trompes d'Eustache, éternuements, toux, *parfois aussi des coliques et de la*

(1) PIERRE BONNIER. — Soc. de Neurologie, du 4 juillet 1907. Deux cas d'entérite réflexe d'origine nasale. — Comptes-rendus de l'Académie des Sciences, 13 avril 1909. Traitement des troubles génitaux-urinaires par action directe sur les centres nerveux.

(2) Comptes-rendus de l'Académie des Sciences, 21 juin 1909. Le rhume des foins.

polyurie. (Lui aussi il reconnaît, pour l'apparition de ces manifestations, la nécessité de la diathèse neuro-arthritique, comme les autres observateurs ont admis celle « des tares héréditaires ou acquises » et comme Denslow admet la syphilis.) La cautérisation *aussi superficielle et légère que possible* de ces points, a pour effet de rompre la susceptibilité de la muqueuse. De tous les traitements du rhume des foins, c'est le plus efficace, l'expérience le montre ; c'est aussi le plus direct et le plus rationnel.

L'effet peut être presque immédiat, si l'on évite l'irritation nasale, ce qui se produit pour les cautérisations trop fortes, et ce qui a été la cause de tant d'échecs pour cette méthode. Voilà à peu près ce que nous avons dit pour la dilatation de l'urètre, et ce qui peut être considéré comme une des premières lois du système : LES EFFETS NOCIFS SONT VOISINS DES EFFETS THÉRAPEUTIQUES.

Tels sont les résultats obtenus par Bonnier : sur 150 cas traités environ depuis deux ans. « *Les résultats notés sont restés fixes depuis la date donnée jusqu'à ce jour*, et je m'en suis rapporté à ce que m'ont affirmé les malades, après comme avant l'intervention. Je n'ai appris l'amélioration de certains malades que par d'autres qu'ils m'ont adressés et en leur écrivant alors directement. »

Une fois de plus dans ces mots, et sur ces phénomènes si peu connus encore, nous trouvons le même signe distinctif, qui serait une des caractéristiques et une des lois des effets de cette méthode, loi primordiale au premier chef : LA PERSISTANCE DES EFFETS OBTENUS.

Mais comme nous l'avons dit au début de ce travail, les théories sur ces actions encore si peu connues sont prématurées et les localisations des impulsions sensitives sont improbables. M. Bonnier veut, en même temps, faire adopter une théorie qui semble trop exclusive et trop restreinte. Nous ne nous sommes pas occupé de rechercher quel est le point des centres nerveux sur lequel agit la dilatation, car probablement, avec ce que nous avons vu à propos de l'état mental, ce point est un peu partout, et nous nous sommes borné à en observer les effets.

Le traitement par la dilatation de l'urètre est

certainement incomplet encore, car outre que l'irritation périphérique que l'on veut supprimer, peut être ailleurs ; ou là et ailleurs, il semble que l'action centrale se limiterait souvent aux étages inférieurs des centres nerveux et agirait surtout sur les membres inférieurs, d'ailleurs les plus malades dans le tabes.

Nous allons passer maintenant à l'exposé des faits, avec 44 observations de Denslow et 19 personnelles.

QUATRIEME PARTIE

OBSERVATIONS

I

Observations de Denslow

Nota: — Pour donner une idée approximative de la façon dont marchent les malades, M. Denslow a imaginé un moyen que nous avons adopté aussi, car c'est une façon brève de décrire l'état de la marche. On suppose que 1 est la marche normale et 100, l'impossibilité absolue de marcher; la marche tabétique classique sera de 50 % ou 1/2 au-dessous de la normale, si le malade est très incoordonné. S'il doit s'appuyer aux meubles et risque souvent de tomber, nous dirons 75 % au-dessous de la normale. Si, au contraire, il est solide sur ses jambes, mais marche seulement en zigzaguant, ou perd un peu l'équilibre, en tournant, nous dirons 1/3 ou 1/4 au-dessous de la normale.

Observations publiées dans le numéro du 19 octobre 1907 du Progrès Médical. (*Ces observations sont d'autant plus intéressantes que quelques-uns de ces malades ont été suivis jusqu'aujourd'hui.*)

Observation I. — 20 novembre 1904 : B. W., homme de 52 ans, marié et sans enfants. Il n'a pas d'antécédents de syphilis, ni de blessures. Durée de la maladie, 20 ans. Pupilles Argyll-Robertson. Il existe les symptômes de Westphal et de Romberg. La démarche est affaiblie de 25 %.

Il y a des douleurs lancinantes très fréquentes. Il n'existe pas de désirs sexuels. L'incontinence nocturne d'urine a continué pendant deux ans. La nutrition, en général, est pauvre. Les premiers 3 centimètres de l'urètre avaient plusieurs rétrécissements, qui furent incisés et l'urètre dilaté pendant un mois.

20 décembre 1904 : Les douleurs ont cessé aussi bien que l'incontinence. Il n'y a pas de troubles dans la marche.

25 octobre 1906 : Le malade dit qu'il n'a pas eu de retour d'incontinence jusqu'au mois d'août 1906, quand il a été empoisonné par des ptomaïnes, et l'incontinence a reparu. Pendant presqu'un an, il n'avait plus de douleurs et depuis elles n'ont jamais été aussi sévères qu'auparavant. Ce malade n'a été traité que pendant un mois, quand j'ai quitté Londres pour aller à New-York pour un séjour considérable, depuis il n'a eu aucun traitement. Il s'occupe toujours de son travail et sa nutrition est aussi assez bonne.

1er novembre 1906 : Le malade a recommencé le traitement interrompu par mon absence de deux ans d'Angleterre.

10 août 1907 : La démarche est presque normale, et il fait de longues promenades tous les jours. La vessie est normale. De temps en temps des douleurs modérées. Signe d'Argyll-Robertson, le réflexe des genoux persiste toujours. Le malade travaille activement comme avocat et a

6.

une très grande clientèle. Il paraîtrait que la maladie a été au moins modifiée.

Observation II. — 6 avril 1905 : G. L., homme de 40 ans, marié et a trois enfants en bonne santé. Il n'y a pas d'histoire de syphilis, ni de blessures. Durée de la maladie, 6 ans. Le symptôme de Westphall existe. Les pupilles sont petites et fixes. Les douleurs en ceinture sont très prononcées. L'incontinence de l'urine persiste jour et nuit. Le malade a toujours besoin d'un infirmier, car il ne peut marcher seul. Des paroxysmes de douleurs reviennent environ une fois par semaine pendant 10 à 12 heures, avec prostration le jour suivant. Le symptôme Romberg existe. Le désir sexuel est presque nul. Les deux jambes sont analgésiques au-dessous du genou. Il y a de la constipation et des hémorroïdes. Dans le premier, 1 1/2 centimètre de l'urèthre il se trouve un rétrécissement de petit calibre. Il fut incisé et, pendant six semaines, l'urètre fut dilaté jusqu'au calibre normal. 27 avril 1905 : Petite amélioration de la démarche. Les pupilles réagissent à la lumière. L'incontinence de l'urine a cessé. Le désir sexuel est amélioré. Le traitement fut continué jusqu'au 20 mai.

En octobre 1905 : 5 mois après que le traitement fut arrêté, le malade a été examiné une autre fois. Il disait qu'il n'avait eu aucun paroxysme de douleur et que la sensibilité au-dessous des genoux était revenue. Les pupilles étaient normales et réagissaient à la lumière. La démarche était beaucoup améliorée. Il pouvait aller et venir dans le bureau tout seul et pouvait se tenir debout les yeux fermés. La santé générale était bonne. Il avait retrouvé le pouvoir de coordination dans les mains.

19 septembre 1906 : Un an plus tard il disait qu'il avait eu des douleurs deux ou trois fois pendant l'année passée, mais pas vives. Les autres symptômes ne sont pas revenus. Il peut marcher tout seul avec l'aide d'une canne, mais il n'ose pas marcher dans les rues. L'état général est tout ce qu'il y a de mieux. Il n'a eu aucun traitement depuis le 20 mai 1905. Les pupilles sont normales.

28 septembre 1907 : Le malade est mieux qu'il y a un an. Les pupilles sont toujours normales,

pas de douleurs. Réflexes absents. Ce malade, employé du gouvernement, s'était, en avril 1905, presque décidé à prendre sa retraite. Au lieu de cela, il a pu garder sa position et faire tout son travail avec facilité.

Observation III. — 10 octobre 1905 : Homme de 42 ans, marié, avec deux enfants en bonne santé. Il n'y a pas d'antécédents de syphilis. Durée de la maladie un an. Le symptôme de Westphal existe. Les pupilles sont contractées et fixes. Il y a incontinence de l'urine. Le malade ne peut pas se lever de sa chaise et ne peut presque se tenir debout tout seul. Il est tout à fait infirme. Il a des crampes dans les pieds et les jambes, surtout la nuit, et ils sont analgésiques et froids. Le symptôme Romberg existe, ainsi que la constipation. Le malade a reçu dans le dos un coup d'un timon d'omnibus, avant le commencement des symptômes, il y a un an. Premièrement il avait une grande difficulté pour marcher, et tous les autres symptômes ont vite suivi. Il y avait plusieurs rétrécissements dans le milieu de l'urètre qui fut graduellement dilaté jusqu'au calibre normal et jusqu'à ce que l'hypersensibilité eût cessé.

18 octobre 1905 : Le malade peut marcher un peu et il n'a plus de crampes dans les jambes.

20 novembre 1905 : Après un traitement de 40 jours, les crampes ont disparu et l'engourdissement dans les genoux et dans les pieds est peu sensible. La démarche est presque normale. Les symptômes de Romberg et de Westphal persistent. Le malade peut se lever de sa chaise, marcher et se tourner sans assistance. Les pupilles réagissent à la lumière, l'équilibre est très amélioré, et l'état de la vessie est normal. Il n'y a pas d'analgésie. Dans ce cas la maladie a été précipitée par un coup, et ceci est très intéressant à cause de la rapidité avec laquelle les symptômes graves sont survenus et ensuite la plus grande rapidité encore de la guérison.

20 septembre 1906 : Le malade continue à s'améliorer, et pendant les derniers 8 mois, il est toujours venu me voir tout seul, et sans l'aide d'une canne. Il a été concierge dans une maison et il a encaissé les loyers, montant et descendant les escaliers pendant les derniers 10 mois. Il est

venu chez moi avec le pronostic d'un spécialiste qu'il n'avait plus que 6 mois à vivre.

27 septembre 1907 : Le malade peut encore marcher aussi bien qu'il y a un an. Pas de douleurs, pupilles normales. Aucun traitement depuis presque 2 ans. Dans ce cas, la maladie paraît être enrayée.

Observation IV. — 20 octobre 1905 : S. G., homme de 43 ans, marié, avec deux enfants en bonne santé. Il n'y a pas d'antécédents de syphilis. Durée de la maladie, 10 ans. Le symptôme de Westphal existe. Les pupilles sont petites et fixes. De temps en temps le malade a des « douleurs en ceinture » et a eu aussi des douleurs dans les jambes presque tous les jours pendant 4 ans. Miction difficile, le jet est très faible. La démarche est à peu près 50 % au-dessous de la normale. Symptôme de Romberg ; le désir sexuel est diminué.

Il y a anesthésie autour de l'anus, la nutrition est très pauvre. Dans ce cas l'urètre entier était très sensible et légèrement rétréci dans le milieu. Il fut peu à peu dilaté pendant 3 mois jusqu'au calibre normal et jusqu'à ce qu'il ne fut plus sensible.

20 novembre 1905 : Le malade dit qu'il peut se lever de sa chaise et marcher sans aide, qu'il peut se tenir debout avec les yeux fermés sans se balancer, qu'il peut monter et descendre les escaliers sans assistance. Il peut se tourner rapidement et sa démarche ne peut plus être appelée ataxique. Il butte un peu avec le pied droit, mais les mouvements des jambes sont bien coordonnés de même que les mouvements des mains qui étaient légèrement affectés. Il dit que « au lieu de douleurs, il y a maintenant comme un léger bourdonnement ». La sensation de marcher sur de la ouate est passée. Il n'y a aucun changement dans les pupilles. Le symptôme de Westphal persiste. La miction est aussi maintenant normale et l'urine ne goutte plus. La nutrition est meilleure.

21 septembre 1906 : Le malade n'a pas été traité depuis le mois de janvier dernier, époque à laquelle il s'est encore occupé activement de ses affaires. Maintenant il est en bonne santé et travaille toute la journée. Il peut monter l'escalier

deux marches à la fois. Il n'a plus de douleurs et sauf l'absence de réflexes et les pupilles fixes il ne serait pas possible de faire le diagnostic du tabes. Le grand intérêt dans ce cas est la guérison remarquable après avoir été malade tant d'années (10 ans) et des symptômes si bien marqués pendant quatre ans.

27 septembre 1907 : Aujourd'hui le malade paraît à peu près dans la même condition qu'il y a un an, sauf que les pupilles réagissent légèrement à la lumière. Aucun traitement depuis janvier 1906. La maladie paraît être arrêtée.

Observation V. — 29 novembre 1905 : B. T., homme de 37 ans, marié et pas d'enfants. Il n'y a pas d'antécédents de syphilis. Durée de la maladie, trois ans. Les réflexes du genou droit sont normaux, ceux du genou gauche sont diminués. Les pupilles sont très dilatées et réagissent légèrement à la lumière. La démarche est à peu près 20 % au-dessous de la normale. Le malade a peur dans la rue et s'il regarde en l'air, il tombe subitement en arrière. En se baissant en avant pour ramasser un objet, il ne peut le saisir qu'avec difficulté et est sujet à tomber. Il n'a marché que 200 mètres à la fois pendant six mois. Il souffre de la constipation, mais son état général et sa nutrition sont bons. Le symptôme de Romberg existe. Il y a des douleurs dans les jambes. La coordination des mains est diminuée. Dans ce cas, le premier 1 1/2 cm. et le milieu de l'urètre étaient légèrement rétrécis. Il fut dilaté pendant deux mois, depuis il n'y a eu aucun traitement.

31 janvier 1906 : Il n'y a pas de douleurs. Le malade peut marcher presque partout dans les rues tout seul, avec facilité. La coordination des mains est bonne. Il n'y a pas de perte d'équilibre quand les yeux sont baissés ou levés subitement, les pupilles sont normales.

21 septembre 1906 : Il est venu me voir et a dit qu'il était en parfaite santé et pourrait marcher un kilomètre avec facilité. Il n'a jamais essayé plus selon mes instructions. Il n'a eu aucun traitement depuis le 31 janvier 1906.

20 septembre 1907 : Le malade paraît parfaitement bien, l'équilibre est normal, les pupilles réagissent à la lumière. Les réflexes des genoux sont normaux. Jamais aucune douleur. Il paraît être guéri.

Observation VI. — 31 janvier 1906 : C. W. homme de 43 ans, est marié et a un enfant e bonne santé. Il était atteint de syphilis il y a 2 ans. Durée de la maladie, 6 ans. Les réflexes de genoux sont absents. Symptôme d'Argyll-Ro bertson. Parfois, il souffre d'incontinence d'urin pendant la nuit. Il a des paroxysmes d douleurs pendant des heures, plusieurs fois pa semaine, dans les jambes et les bras. Quelquefoi ces douleurs sont très vives et persistent presqu tout le temps. La démarche est mauvaise et pen dant l'année passée il a été forcé d'avoir un infir mier. Sa santé générale est très mauvaise et il n' pas pu s'occuper beaucoup de ses affaires, étai la plupart du temps retenu malade à la maison Il est découragé et abattu. Le symptôme d Romberg existe. Tout l'urètre est très sen sible, avec un rétrécissement à 1 1/2 cm. du méat Ce dernier fut dilaté de même que la partie mo bile de l'urètre, durant trois mois.

7 mai 1906 : Le malade n'a pas été absent d son bureau depuis le 1er février dernier à l'excep tion d'une semaine à cause de la grippe, et sau pendant cette semaine, il n'a eu aucun retour de

douleurs. Il se promène sans aide de personne et sa santé générale est beaucoup améliorée. Il est très gai et heureux de vivre.

20 septembre 1906 : Aucun des symptômes n'est revenu et l'amélioration continue. Il s'occupe de ses affaires et mène une vie normale.

25 septembre 1907 : Ce malade, malgré mes conseils, a négligé le traitement nécessaire et il ne se trouve pas aussi bien qu'il y a un an, bien que beaucoup mieux que dans le mois de janvier 1906. L'urètre est encore très sensible.

Observation VII. — 19 février 1906 : N. W., homme de 36 ans, est marié et a deux enfants en bonne santé. Il n'a jamais été atteint de syphilis. Il souffre de l'ataxie depuis deux ans. Les réflexes des genoux sont absents. Pupilles d'Argyll-Robertson et dilatées. Il y a l'incontinence d'urine pendant la nuit et très souvent miction durant la journée (30 jusqu'à 40 fois). Les douleurs étaient très vives par tout le corps, mais ont cessé il y a deux mois. Le malade est obligé d'être porté à mon cabinet par deux personnes, il lui est impossible de faire un pas. Cet état est venu très rapidement, dans l'espace d'environ deux ou trois mois. Les jambes et les bras sont analgésiques et son état général est très mauvais; il est faible et émacié. Tout l'urètre est d'une sensibilité extrême et saigne au moindre toucher.

Peu à peu il a été dilaté pendant 4 mois jusqu'au calibre normal. Une semaine après avoir suivi le traitement, le malade se sent de plus en plus faible, mais après ce temps, il éprouve très rapidement une grande amélioration dans tous les symptômes.

1er mai 1906 : Les pupilles sont normales, l'analgésie a disparu et le malade peut marcher dans la chambre avec l'aide d'une canne, il est à même de faire aussi une petite promenade de 15 minutes dans la rue. Son état général est bon, il a augmenté de poids et a bonne mine. L'état de la vessie est normal.

En septembre 1906, il me dit qu'il est à la campagne, qu'il y a des moments où il ne se sent pas si bien, mais qu'en général sa santé et ses forces se maintiennent, qu'il est à même de faire une courte promenade deux fois par jour avec l'aide d'une canne et que depuis plusieurs mois, il est à même de continuer ses occupations littéraires, lesquelles il a été obligé de cesser en février dernier. Ceci démontre ce que l'on peut obtenir avec un cas qui est relativement récent (2 ans) et dans lequel les plus graves symptômes étaient très récents et s'étaient développés avec une très grande rapidité.

6 septembre 1907. — Le malade reste dans un état stationnaire assez satisfaisant et est à même de s'occuper de ses affaires chez lui.

Observation VIII. — 7 mai 1906 : H. J., homme de 56 ans, est marié et a six enfants en bonne santé. Il n'y a pas d'histoire de syphilis. Durée de la maladie, 3 ans. Les réflexes des genoux sont absents. Pupilles d'Argyll-Robertson. La vue de l'œil droit est faible. Le malade a souffert de rétention de l'urine. La démarche est très mauvaise et il doit être soutenu par deux personnes. Il ne peut pas se sentir debout en levant les mains ni en ayant les yeux fermés. Il y a des douleurs dans le corps, les jambes et les bras. Il y a un rétrécissement fibreux dans le premier 1 cm. et un autre rétrécissement dans la dernière troisième partie de l'urètre. Le premier de devant fut incisé et le second postérieur dilaté pendant trois mois.

14 mai 1906 : Le malade est venu me voir tout seul. La démarche s'est tellement améliorée qu'il se promène partout tout seul et il est très difficile de le faire rester un peu tranquille. Les douleurs ont cessé et sa santé générale est excellente. Les pupilles réagissent à la lumière. Les réflexes des genoux sont absents.

20 juillet 1906: Il n'y a eu aucun traitement depuis le 28 mai, et aucun des symptômes mauvais n'est revenu. Il marche bien.

20 septembre 1907 : Le malade dit qu'il peut encore marcher bien tout seul et que sa santé générale est bonne. Aucun des symptômes n'est revenu. Ce cas montre ce qui est possible quand la maladie est de courte durée (3 ans) et l'importance d'être diagnostiquée à temps.

Observation IX. — 20 septembre 1906 : C. G., âge, 44 ans. Il n'y a pas d'histoire de syphilis. Durée de la maladie, 15 ans. Il ne peut presque plus marcher et on est forcé de le porter partout. Des douleurs sévères et constantes tous les jours pendant les 10 derniers mois.

Continuellement des douleurs en ceinture. Pupilles d'Argyll-Robertson. Les réflexes des genoux sont absents. Il a une grande difficulté à uriner, et l'urine coule toujours un peu. Le méat et le premier 1 1/2 cm. de l'urètre fut trouvé presque fermé congénitalement. Il était juste possible d'enfoncer une petite aiguille. Tout l'urètre est très sensible. Cette malformation fut rectifiée par l'incision.

10 janvier 1907 : Depuis le mois de septembre, il pèse déjà 13 livres de plus. Jamais de douleurs, peut marcher tout seul ; avec assistance a fait une promenade de 5 kilomètres. Les pupilles réagissent à la lumière. Les réflexes des genoux sont absents.

26 septembre 1907 : Les pupilles réagissent encore à la lumière, pas de douleurs pendant l'année passée. La démarche encore bonne. Dans l'année précédant celle du traitement, il ne pouvait pas s'occuper de ses affaires qu'à peu près la moitié de la semaine. Depuis, il n'a été absent du bureau que pendant 2 jours.

Observation X. — 26 septembre 1906 : J. W., âge, 35 ans. Il a été atteint de syphilis il y a 14 ans. Durée de la maladie, 1 an 1/2. Les réflexes des genoux sont très faibles. Pupilles d'Argyll-Robertson. Douleurs très fréquentes et sévères. La démarche est très incertaine. La miction est difficile. Le méat est petit et il se trouve des rétrécissements dans la première partie de l'urètre : il fut dilaté plusieurs fois pendant 3 ou 4 mois.

20 novembre 1907 : Le malade dit que les douleurs ne sont pas fortes et surviennent très rarement. La miction est plus facile. Les pupilles ne réagissent pas à la lumière. Les réflexes des genoux sont presque normaux. La démarche tout à fait normale et il peut s'occuper de ses affaires sans inconvénient ou fatigue.

27 septembre 1907 : Le malade dit qu'il se porte bien, comme dans le mois de février. Ceci est le seul cas où les réflexes des genoux sont revenus, mais il est vrai qu'ils n'étaient pas complètement perdus.

Les observations suivantes sont tirées de la communication à l'Académie de Médecine de New-York, le 1er Octobre 1908.

Etant donné, dit Denslow, que dans les cas dont je viens de parler, le diagnostic n'avait pas été vérifié par des autorités médicales et que, dans ceux où j'ai réussi, on avait émis un doute sur le diagnostic du tabes, je préfère donner seulement l'histoire des cas suivants, le diagnostic ayant été fait d'abord par des médecins compétents.

OBSERVATION XI. — H. B., 27 fév. 1907 : Homme, âgé de 47 ans. Durée de la maladie, sept ans ; syphilis seize ans auparavant. Poids, 102 livres ; conditions générales très mauvaises. La marche était de 50 % inférieure à la normale ; les symptômes de Romberg et Westphal existent ainsi que le signe d'Argyll-Robertson ; crises gastriques fréquentes. Le malade a de fortes douleurs, aussi la douleur en barre. Il a de l'analgésie et de l'anesthésie et incontinence de l'urine jour et nuit. L'examen révéla des érosions dans le tiers moyen de l'urèthre. Celles-ci furent soignées par l'urétroscope pendant sept mois; quand tous les symptômes disparurent, le malade marchait normalement et pesait 138 livres. Gain de 36 livres. Peut marcher dans l'obscurité. Il n'a pas été traité pendant plus d'une année et demie, a gagné en tout sens et doit reprendre son travail d'acteur. Il est venu chez moi de l'Hôpital Incurable de Fordham, avait été auparavant à l'Hôpital de New-York souffrant de crises gastriques. Je le vis la première fois dans sa chambre car il était trop faible pour sortir.

Observation XII. — L. S., 19 avril 1907: Homme, 40 ans. Durée de la maladie, six années; pas d'histoire de syphilis. Poids, 145. Etat général médiocre, incapable de marcher seul; signes de Romberg, Westphal et A.-R. Douleurs aiguës jour et nuit. Analgésie et anesthésie. L'examen révéla des érosions dans le tiers moyen et inférieur de l'urètre. Il fut traité par l'urétroscope pendant trois mois. Quand le malade put marcher seul et que les douleurs cessèrent, il partit et négligea le traitement pendant une année et demie, mais sans rechute.

Observation XIII. — J. M., 25 novembre 1907 : Homme, 49 ans. Durée de la maladie, cinq ans; pas d'histoire de syphilis. Poids, 148. Etat général médiocre; la marche était de 50 % inférieure à la normale. Il trébuchait et tombait. Signes de Romberg, Westphal et A.-R.; douleur pelvienne; de fréquentes et fortes douleurs dans les jambes et les talons; douleur intestinale forte et constante. Hyperesthésie intense sur le corps; incapable de se baigner. L'examen révéla des érosions dans le tiers moyen de l'urètre et une grande sensibilité. Traitement local pendant trois mois, jusqu'à ce que la marche soit devenue presque normale. Les douleurs disparurent, l'incontinence d'urine s'arrêta, le malade gagna dix livres de poids; en se baignant, il éprouva du bien-être. Depuis le mois de mars l'amélioration a continué; il peut marcher dans l'obscurité. Quoiqu'il n'ait pas suivi un traitement pendant huit mois il a fait de longs voyages tout seul, et accomplit en ce moment une tournée très rude.

Observation XIV. — P. K., 25 nov. 1907 : Homme, 45 ans. Durée de la maladie, un an;

syphilitique depuis 16 ans. Poids, 158. Etat général très mauvais; incapable de marcher seul. Signes de Romberg, Westphal et A.-R.; fortes douleurs presque tous les jours; dort peu pendant la nuit. Mictions chaque heure avec de fortes douleurs; on a dit qu'il ne vivrait que très peu de temps. Examen : Le tiers moyen de l'urètre sensible, légers spasmes et érosions. Traitement local pendant quatre mois et dilatation. L'incontinence et la fréquence des mictions cessa; plus de douleurs; la marche presque normale; peut marcher dans l'obscurité. Poids, 180 livres, le malade a gagné 22 livres et travaille rudement toute la journée. Il ne suit aucun traitement depuis le mois d'avril; il n'a jamais eu de rechute.

Observation XV. — J. G., 23 déc. 1907 : Homme, 43 ans. Durée de la maladie, une année et demie; pas d'histoire de syphilis. Poids, 165. Etat général bon. La marche est de moitié inférieure à la normale. Signe de Romberg, Westphal et Argyll-Robertson. Douleur légère pendant la nuit; il se fatigue facilement quand il marche. Examen : Erosion dans une étendue de trois pouces et demi, le reste normal. Il a été traité par l'urétroscope jusqu'au 1er août; la marche s'améliora. Le malade revint le 28 septembre, après deux mois de vacances, avec une amélioration marquée de la marche, sans douleurs et pouvant marcher durant ses occupations ordinaires sans se fatiguer.

OBSERVATION XVI. — H. P., 26 décembre 1907 : Homme, 50 ans. Durée de la maladie, six ans. Etat général médiocre; la marche était à peu près de 50 % inférieure à la normale; il emploie une canne. Signes de Romberg, Westphal et A.-R. Fortes douleurs tous les deux ou trois jours; rétrécissement du thorax et du bassin. Anesthésie et analgésie générales. Mictions très difficiles. Incapable de marcher sans canne. Examen : Erosions du tiers inférieur de l'urètre. Traitement local pendant quatre mois. Toutes les douleurs cessèrent; le malade peut marcher sans canne; état général bon; mictions faciles. Il n'a pas eu de rechute pendant cinq mois.

OBSERVATION XVII. — W. L., 9 janvier 1908 :

Homme, 51 ans. Durée de la maladie, dix mois. Poids, 136. Etat général mauvais; Westphal, A.-R. dans la pupille droite; l'œil gauche malade. On porta le malade dans une incapacité absolue; il ne pouvait remuer ni pieds ni mains. Hyperesthésie intense et douleurs dans la tête et la figure, de même que quelques douleurs généralisées. Incontinence d'urine et constipation.

Le 23 mars 1907 ce malade fut cogné dans la rue par une voiture, après quoi tous ses symptômes se développèrent rapidement. Antérieurement il avait été apparemment bien. Celui-ci est un cas où peut-être tous les facteurs pour le développement du tabes existaient, mais la moelle était en état de résister jusqu'à ce qu'un choc la mit au-dessous du pair; un cas semblable fut traité en 1905 lorsqu'un développement des symptômes tabétiques s'ensuivit six mois après que le malade fut heurté par un omnibus, et il guérit aussi vite par le soulagement de l'irritation. A l'examen on trouva des érosions du tiers moyen de l'urètre, avec une légère contraction de la partie antérieure. Pour les érosions, on suivit le traitement local de l'urétroscope pendant quatre mois;

la contraction disparut. Très peu de temps après avoir commencé le traitement, les douleurs, l'hyperesthésie de la tête et de la figure et l'incontinence d'urine cessèrent. Au bout d'un mois, le malade put s'asseoir à table avec sa famille, et quand il était couché ou assis il pouvait remuer tous ses membres et faire toutes sortes d'exercices. Les intestins étaient en règle. Il n'a pas été traité maintenant pendant trois mois; pendant ce temps il a beaucoup retrouvé de ses forces, santé générale, agilité et poids : 148; 12 livres de gain. Une chose qu'il ne peut pas faire, c'est se mettre debout tout seul ou marcher.

Nous avons fait remarquer dans un autre cas de développement rapide que quand un malade comme celui-ci a été couché au lit ou sur une chaise pendant trois mois, il n'a pu recouvrer la faculté de marcher. Tandis que dans deux cas où l'impotence avait duré moins de deux mois, les malades ont recouvré la marche. Nous ignorons quelle serait la perte après un temps si court de désuétude, car dans un cas de dix ans, dont le malade en avait cinq passés au lit dans un état d'impotence, la faculté de marcher avec un aide était revenue au bout de deux mois.

Observation XVIII. — F. T., 8 février 1908 : Homme, 49 ans. Durée de la maladie, dix ans. La syphilis existait depuis quinze ans. Poids, 117. Etat général médiocre ; il fut porté pour ainsi dire par deux aides, car il était impotent depuis le 30 octobre 1907. Signes de Westphal et A.-R. Incontinence d'urine pendant six ans, incontinence des fèces quand il lâchait ses intestins. Anesthésie et analgésie. A l'examen, on trouva le tiers moyen de l'urètre contracté ; il y avait aussi des érosions. Traitement local de celles-ci pendant trois mois à peu près, avec dilatation. Le malade put promptement marcher, en s'appuyant sur le bras d'un aide, un demi-mille par jour. L'incontinence d'urine et des fèces cessa. Le malade travaille encore assez. Poids, 124 ; il a gagné 7 livres.

Observation XIX. — J. L., 21 février 1908 : Homme, 41 ans. Durée de la maladie, huit ou neuf ans. On n'a pas obtenu d'histoire syphilitique. Poids, 140. Etat général exécrable ; faible et incapable de marcher. Signes de Romberg et Westphal. Les pupilles paresseuses. Le malade se plaint de plus d'une forte douleur à l'abdomen ; hyperesthésie de l'abdomen et du dos. Il a été opéré trois fois de calculs biliaires et appendicite ; on n'a pas trouvé de lésions.

Examen : Contraction des deux tiers antérieurs de l'urètre et érosions. Traitement pour les érosions, les contractions disparurent et se réduisirent à l'état normal, local seulement, pendant quatre mois avec grande amélioration de la santé générale et soulagement des douleurs abdominales. Il peut marcher sans se fatiguer étant obligé de le faire pour suivre son travail. Il n'a pas eu de rechute pendant ces trois derniers mois.

Grâce à l'amabilité du Docteur Starr, on m'envoya les huit cas suivants de la clinique de Vanderbilt, « College of Physicians and Surgeons ». Le Docteur Cunningham fit le diagnostic quand on envoya les malades et les Docteurs Starr et Cunningham vérifièrent les résultats que je donne ici, le 23 septembre 1908.

Observation XX. — C. F. A., 17 juin 1908 : 39 ans. Durée de la maladie, dix mois ; on n'a pas obtenu d'histoire de syphilis. Poids, 164.

Etat général bon. Il peut marcher seulement avec l'aide de quelqu'un. Douleurs intenses et fréquentes durant de un à trois jours, signes de Romberg, Westphal et A.-R. Les deux jambes anesthésiques et analgésiques; incontinence d'urine et des fèces. Examen : Contraction du tiers supérieur et inférieur de l'urètre et érosions. Traitement local pendant trois mois, la contraction supérieure disparut, l'inférieure dilatée. Le malade put bientôt marcher seul aisément. Les douleurs cessèrent; la sensation aux jambes revint, l'incontinence d'urine et des fèces cessa. La santé générale s'améliora beaucoup.

Observation XXI. — W. S., 26 juin 1908 : 44 ans. Durée de la maladie, deux ans. On n'a pas obtenu d'histoire syphilitique. Marche ataxique; douleurs presque tous les jours.

Signes de Romberg, Westphal et A.-R. Incontinence des fèces et diarrhée; il va à la selle huit ou dix fois par jour. L'examen montra la moitié inférieure de l'urètre contractée et des érosions. Traitement local pendant trois mois; les contractions se dilatèrent. Presque immédiatement après que l'on commença le traitement l'incontinence des fèces cessa et les intestins fonctionnèrent normalement le matin et le soir. La marche du malade était presque normale et il reprit ses occupations comme cuisinier sur un bateau à vapeur, Les douleurs cessèrent.

Observation XXII. — E. M., 15 juillet 1908 : 38 ans. Durée de la maladie, deux ans ; histoire syphilitique. Poids, 125. Etat général bon. Le malade peut à peine s'arranger de manière à marcher avec deux cannes ; il n'a pas de douleurs depuis l'hiver dernier, sauf pelvienne. Signes de Romberg, Westphal et A.-R. Incontinence d'urine depuis une année et demie ; constipation. Examen : Le tiers moyen contracté et érosions. Le même traitement a été suivi pendant plus de deux mois et demi. L'incontinence d'urine a cessé ; les intestins sont en règle. Il peut maintenant marcher en s'appuyant sur une canne six à huit heures de suite.

Observation XXIII. — J. L., 17 juin 1908 : 46 ans. Durée de la maladie, quatre ans. Poids,

150. Histoire syphilitique. Marche ataxique et trébuchements; douleurs très fortes presque tous les jours; Romberg, Westphal et A.-R. Hyperesthésie générale sur le tronc; incapable de se baigner pendant dix ans. Examen : Une légère érosion du tiers moyen de l'urètre. Traitement local pendant trois mois. La marche pratiquement normale; peut marcher dans l'obscurité. Les douleurs ont cessé; sensation du tronc normale; il a nagé pendant l'été.

Observation XXIV. — G. A., 17 juin 1908 : 42 ans. Durée de la maladie, six années. Poids, 131. On n'a pas obtenu d'histoire syphilitique. Marche ataxique; le malade ne peut pas remplir ses fonctions de domestique; il a de très fortes douleurs deux ou trois fois par semaine. Signes de Romberg, Westphal et A.-R.; incontinence d'urine. Examen : Tout l'urètre est sensible; le premier tiers contracté, des érosions au tiers inférieur. Traitement local pendant trois mois; la contraction disparut. Les douleurs furent soulagées. Il y a déjà plus de deux mois qu'il a repris son occupation comme domestique. L'incontinence d'urine cessa ; la marche était presque normale. Ce malade ne s'est pas laissé examiner après l'examen du Docteur Starr.

Observation XXV. — T. O'R., 2 août 1908 : 44 ans. Durée de la maladie, sept ans. Poids, 144. Etat général bon. Marche ataxique ; signes de Romberg, Westphal et A.-R. Fortes douleurs deux ou trois fois par semaine. Incontinence d'urine, des fèces, et diarrhées constantes. Examen : La moitié inférieure de l'urètre sensible et érosions. Traitement local. Bientôt l'incontinence d'urine et des fèces cessa ; les déjections devinrent normales, fonctionnant une ou deux fois par jour, et les douleurs furent soulagées. La marche s'améliora beaucoup.

Observation XXVI. — H. F., 2 août 1908 : 42 ans. Durée de la maladie, neuf ans. On n'a pas obtenu d'histoire syphilitique. Poids, 124. Etat général médiocre. Le malade employait la canne pendant six mois ; il éprouvait beaucoup de difficulté pour marcher. Douleurs très fortes durant parfois deux semaines ; signes de Romberg, Westphal et A.-R. Incontinence d'urine et des fèces après avoir pris des cathartiques. Examen : Contraction de la partie antérieure de l'urètre, ainsi que la moitié inférieure avec des érosions. Traitement local pendant deux mois ; les contractions antérieures disparurent, les inférieures furent dilatées ; l'incontinence d'urine et des fèces cessa ; les douleurs furent soulagées et la marche s'améliora.

Observation XXVII. — C. A., 10 août 1908 : 37 ans. Durée de la maladie, trois années. La marche est bonne, mais le malade chancelle dans l'obscurité. Les signes de Romberg léger, Westphal et A.-R., avec ptosis et paralysie du droit interne. Pendant trois années, il a eu des crises gastriques deux fois par mois qui lui duraient de trois à sept jours. Examen : Légère érosion et contraction du tiers moyen de l'urètre. Traitement local et dilatation pendant six semaines. La ptosis s'est améliorée, le droit interne fonctionne, et il n'y a pas eu de crises gastriques depuis le commencement du traitement. Le malade peut maintenant marcher dans l'obscurité.

Observations publiées dans les « Annals of Surgery » du mois de mai 1909. (1).

Observation XXVIII. — W. S. H., 5 octobre 1908 : Homme, 62 ans. Durée de la maladie, dix ans. Histoire de syphilis. Etat général bon. Le malade emploie une canne, la marche est d'un quart inférieure à la normale. Légères douleurs deux fois par mois, durant vingt-quatre heures ; signes de Romberg, Westphal et A.-R. ; douleur en ceinture. Anesthésie générale, plus prononcée du bras droit. Nuits agitées et insomnie. L'examen révéla des contractions au premier tiers de l'urètre le tiers moyen saignant et granuleux. On fit disparaître les contractions antérieures et le reste de l'urètre fut traité localement par l'urétroscope avec des solutions d'acide borique et de zinc jusqu'à ce qu'on obtint l'état normal.

15 octobre 1908 : La marche s'améliore ainsi que l'anesthésie générale.

(1) Legrand N. Denslow. — M. D., de New-York. Le traitement chirurgical de l'ataxie locomotrice. « Annals of Surgery », de New-York, mai 1909, vol. XXXVII, n° 5.

29 octobre 1908 : Le malade dort bien, la marche est pratiquement normale, la douleur en ceinture a disparu.

5 février 1909 : Le malade est pratiquement normal en ce qui concerne la marche, l'équilibre, la sensibilité et le sommeil. Il n'a pas de douleurs depuis le mois d'octobre. On lui a dit de partir et de retourner dans trois mois.

Observation XXIX. — M. H. S., 8 octobre 1908 : Homme, 54 ans. Durée de la maladie, cinq ans. Pas d'histoire de syphilis. Poids, 105. Etat général médiocre. Impotence, incapacité de se mettre debout tout seul ; il peut marcher soutenu par deux aides ; il a été dans cet état pendant quatorze mois. Douleurs très fortes pendant cinq ans, survenant chaque mois pendant un ou plusieurs jours. Signes de Romberg, Westphal et A.-R. Incontinence d'urine. Miction difficile. Vue médiocre. Légère anesthésie et analgésie générale. Il ne peut pas trouver ses jambes au lit. L'examen révéla une contraction de l'urètre à un pouce et demi, érosions du tiers inférieur et sensibilité. Traitement : Les contractions ont été combattues et le reste de l'urètre traité de même que dans le cas précédent.

22 octobre 1908 : L'incontinence d'urine a cessé.

16 novembre 1908 : Le malade pour la première fois depuis quinze mois marche seul dans la maison ; pour la première fois depuis cinq ans il urine librement.

25 janvier 1909 : Il se promène tous les jours pendant quelque temps avec son aide. La vue s'est beaucoup améliorée.

2 avril 1909 : Progrès continu de l'état général et des forces. Pas d'incontinence d'urine. Vue normale. Le malade peut marcher toute la journée tout seul dans la maison et dehors un demimille avec son aide. Il a regagné l'équilibre. Il n'a pas de douleurs depuis des mois. Poids, 126, gain de 21 livres.

Observation XXX. K. L., 10 octobre 1908 : Homme, 38 ans. Durée de la maladie, treize ans. Pas d'histoire de syphilis. Poids, 155. Etat général bon. La marche était de 50 % inférieure à la normale ; il emploie la canne depuis treize ans.

Signes de Romberg, Westphal et A.-R. Fortes douleurs deux ou trois fois par semaine. Anesthésie et analgésie générales. Il est incapable de tenir une tasse à la main. Incontinence d'urine depuis le mois dernier, avant cela il se levait deux ou trois fois la nuit pour uriner. L'examen révéla une contraction du tiers moyen et antérieur de l'urètre, avec érosion. Traitement : La contraction céda à la dilatation ; les érosions furent traitées par l'urétroscope comme dans les cas précédents.

25 octobre 1908 : Le malade va à son travail sans employer de canne.

3 novembre 1908 : L'incontinence s'est arrêtée et il n'est pas forcé de se lever la nuit pour uriner. Il peut porter une tasse à ses lèvres.

30 mars 1909 : Pas de douleurs depuis des mois. L'équilibre s'est beaucoup amélioré. La vessie est normale depuis le 3 novembre 1908. La sensibilité générale est beaucoup mieux ; presque normale.

Observation XXXI. — R. L. A., 13 octobre 1908 : Homme, 42 ans. Durée de la maladie, six années. Il y avait onze ans qu'il était syphilitique. Poids 140. Etat général bon. La marche était de 50 % inférieure à la normale pendant plus de six mois. Signes de Romberg, Westphal et A. R. Aucune douleur. Anesthésie des pieds; légère analgésie générale. Difficulté pour la miction; urine goutte à goutte. L'examen révéla une contraction du tiers antérieur et des érosions dans le tiers moyen. On fit disparaître la contraction et les érosions furent traitées par l'urétroscope.

15 novembre 1908: La sensibilité aux pieds revint, la marche s'améliora beaucoup et la rétention d'urine cessa.

20 février 1909: La marche et la sensibilité sont pratiquement normales. Les fonctions urinaires de même.

Observation XXXII. — C. H. G., 15 octobre 1908 : Homme, 40 ans. Durée de la maladie, deux ans. La syphilis existait depuis dix-sept ans. Poids, 145. Etat général bon. Marche incertaine. Signes de Romberg, Westphal et A.-R. Douleurs quotidiennes pendant deux ans. Anesthésie des deux pieds. Rétention d'urine. Impuissance sexuelle. L'examen révéla une contraction du tiers antérieur et inférieur avec érosions et sensibilité. La contraction antérieure céda, l'inférieure partiellement, mais se dilata, les érosions furent traitées par l'urétroscope.

20 octobre 1908 : Le malade est guéri de l'impuissance, la marche s'est améliorée en s'affermissant, la rétention d'urine a cessé.

1er décembre 1908 : Douleurs très modérées et parfois seulement.

30 mars 1909 : Le malade est normal en ce qui concerne la marche, l'impuissance et les fonctions de la vessie. Ayant été congédié, il partit.

OBSERVATION XXXIII. — B. W., 17 octobre 1908 : Homme, 50 ans. Durée de la maladie, treize ans. La syphilis existait depuis dix-huit ans. Poids, 193. Etat général bon. La marche était de 50 % inférieure à la normale et la perte de l'équilibre existait depuis quatre années, au moins. Nervosité très marquée ; incapable de marcher sans aide. Signes de Romberg, Westphal et A.-R. Fortes douleurs une ou deux fois par mois. Légère anesthésie générale, analgésie

Beaucoup de difficulté pour uriner. Incontinence des fèces après des cathartiques ou quand il a des diarrhées. Grande pression et poids au rectum. L'examen révéla des contractions au tiers antérieur et inférieur de l'urètre, avec des érosions à l'urètre profond. On combattit les contractions par la dilatation et les érosions furent traitées par l'urétroscope.

6 novembre 1908 : Grande amélioration de l'état général nerveux et de la vessie. Aucune douleur depuis l'opération.

18 janvier 1909 : Le malade marche sans canne dans la maison ; il se porte mieux que depuis cinq ans.

3 avril 1909 : Etat général bon. Plus de nervosité. Il parcourt une longue distance en chemin de fer une fois par semaine pour continuer son traitement. Il marche facilement sans canne. Douleurs très rares, légères et fugaces. La pression et le poids au rectum ont cessé. La vessie est pratiquement normale.

Observation XXXIV. — B. M. H., 18 octobre 1908 : Homme, 45 ans. Durée de la maladie, treize ans. Pas d'histoire de syphilis. Poids, 140. Etat général médiocre. La marche était de 25 % inférieure à la normale. Signes de Romberg, Westphal et A.-R. Douleur très forte et continue une ou deux fois par mois pendant deux ou trois jours. Légère anesthésie des mains. Hyperesthésie du second doigt du pied droit. Faiblesse générale très prononcée; presque toutes les nuits d'insomnie. L'examen révéla une contraction au tiers antérieur ainsi que de nombreuses contractions de la moitié inférieure avec des érosions sur la plus grande partie de l'urètre. Les contractions antérieures cédèrent, les inférieures se dilatèrent et les érosions furent traitées de la même façon que les autres.

14 novembre 1908: Pas de douleurs depuis trois semaines. L'hyperesthésie du second doigt du pied cessa immédiatement après l'opération. Les forces augmentèrent beaucoup.

13 décembre 1908: Amélioration encore plus marquée de l'état général. Aucune douleur; le malade a gagné sept livres de poids.

15 février 1909: Il est pratiquement guéri; pas de douleurs, plus de nervosité, dort bien toute

la nuit; les forces générales sont normales; le malade a repris ses occupations et pendant les deux derniers mois, il fait de deux à trois milles par semaine.

Observation XXXV. — D. W., 20 octobre 1908 : Homme, 39 ans. Durée de la maladie, quatre années. Pas d'histoire de syphilis. Poids, 150. Etat général et nutrition bons. La marche est de trois quarts inférieure à la normale. Il est incapable de se tenir debout sans aide plus de deux ou trois minutes. Signes de Romberg, Wesphal et A.-R. Douleurs modérées une fois par mois. Anesthésie et analgésie des jambes et des pieds. Miction difficile et incontinence d'urine fréquente. Incapable de se tenir debout ou de marcher dans l'obscurité. L'examen révéla une succession de contractions avec des érosions aux deux tiers inférieurs de l'urètre. Les contractions furent traitées par dilatation et ensuite les érosions par l'urétroscope.

24 octobre 1908 : Miction normale, pas d'incontinence. Il peut marcher dans l'obscurité.

9 novembre 1908 : Il va seul à son bureau. Il

peut marcher sur une voiture en mouvement. Il peut monter et descendre les escaliers sans se tenir à la rampe.

Le 12 novembre 1908 : Il fut témoin, dans la nuit, d'une catastrophe de chemin de fer et fit deux milles avec une lanterne.

Le 7 décembre 1908 : Il peut rester tout seul debout à son travail pendant une heure.

30 mars 1909 : Il va mieux que depuis cinq ans. La marche est pratiquement normale. Les fonctions de la vessie sont normales.

Observation XXXVI. — B. C. J., 23 octobre 1908 : Homme, 55 ans. Durée de la maladie, huit ans. La syphilis existe depuis quinze ans. Poids, 117. État général bon ; la marche était de 50 % inférieure à la normale pendant deux ou trois ans. Signes de Romberg, Westphal et A.-R. Douleurs à peu près deux fois par semaine, modérées pendant trois ans. Depuis une année les douleurs augmentèrent en devenant très fortes à peu près deux fois par semaine. Anesthésie et analgésie des jambes et des bras. Incontinence d'urine nuit et jour pendant trois ans. Il peut écrire seulement avec beaucoup de difficulté, et s'il se presse, il ne peut pas écrire du tout. L'examen révéla que le tiers inférieur de l'urètre était fortement contracté ; les deux tiers supérieurs légèrement et la moitié inférieure de l'urètre rongée. Le premier tiers antérieur fut incisé, la partie inférieure dilatée et on suivit le même traitement par l'urétroscope.

3 novembre 1908 : L'écriture s'est beaucoup améliorée, le malade peut facilement écrire.

10 novembre 1908 : L'incontinence a cessé. La sensibilité est revenue aux jambes, au-dessous du genou.

28 novembre 1908 : Les douleurs sont soulagées.

1er décembre 1908 : La marche s'est améliorée.

2 avril 1909 : L'état général s'est beaucoup amélioré ainsi que la marche. Il écrit facilement. La sensibilité est beaucoup mieux et la vessie est normale. Plus de douleurs à peu près depuis la mi-novembre.

Observation XXXVII. — C. L., 24 octobre 1908 : Homme, 39 ans. Durée de la maladie, quatorze années. Pas d'histoire de syphilis. Poids, 185. Etat général bon, mais le malade est très énervé. La marche est de 50 % inférieure à la normale, et l'année dernière il a été forcé de se servir d'une canne. Signes de Romberg, Westphal et A.-R. Très fortes douleurs pendant quatorze ans survenant de deux à trois fois par semaine et durant de dix à douze heures; depuis dix-huit mois les douleurs sont atroces et quotidiennes, persistant la plus grande partie des vingt-quatre heures. Analgésie et anesthésie générales, plus particulièrement aux pieds. Incontinence d'urine pendant la journée. L'examen révéla la contraction du tiers inférieur de l'urètre; il était tout entier affreusement sensible, saignant au toucher. Traitement par incision, dilatation et application par l'urétroscope.

4 novembre 1908 : Douleurs tous les jours, mais pas si intenses. L'incontinence d'urine a cessé. La marche s'est améliorée.

10 janvier 1909 : Les douleurs ont cessé depuis une semaine. L'incontinence n'est pas revenue. La marche est presque normale.

7 avril 1909 : Le malade n'a pas été traité pen-

dant six semaines. Il n'a pas de douleurs depuis trois mois. La marche est pratiquement normale, il peut marcher facilement sans canne; les fonctions de la vessie sont normales.

OBSERVATION XXXVIII. — W. W., 25 octobre 1908 : Homme, 40 ans. Durée de la maladie, deux ans. La syphilis existe depuis vingt ans. Poids, 118. L'état général est très mauvais; on m'envoya le malade avec le pronostic qu'il ne vivrait probablement pas un mois; il venait d'un sanatorium. Signes de Romberg, Westphal et A.-R. Le 22 avril 1908, il était devenu inconscient et continua ainsi pendant trois jours; depuis lors, il a été très faible. La marche était l'année dernière de trois-quarts inférieure à la normale. Pendant une année et demie, il a eu des crises gastriques fréquentes durant vingt-quatre heures, et les six derniers mois il les a eues tous les jours. Pendant les mois de juin et septembre, les crises ont duré dix jours de suite. Etat très nerveux, le malade dort toutes les nuits jusqu'à 2 heures du matin, puis il se réveille et vomit jusqu'au matin. Il y a une année, il a eu une diplopie qui lui dura six semaines. Depuis avril jusqu'au mois d'août 1908, incontinence d'urine et des fèces. Maintenant, il urine goutte à goutte pendant la journée. Les douleurs atroces localisées aux jambes pendant deux ans, surviennent toutes les deux semaines et durent vingt-quatre heures. Analgésie des bras et des jambes, ainsi qu'une légère anesthésie. L'examen révéla une contraction à un pouce et plusieurs dans la moitié inférieure de l'urètre. La contraction antérieure fut traitée par incision et on dilata l'inférieure en employant comme d'habitude l'urétroscope.

31 octobre 1908 : Plus de crises gastriques depuis l'opération ; l'appétit est bon ; l'état général s'est amélioré.

4 janvier 1909 : Après un dîner suivi de glaces, le malade vomit le lendemain trois ou quatre fois à trois heures du matin.

27 mars 1909 : Plus de vomissements depuis l'opération, excepté une seule fois, et cela dû à une erreur du régime alimentaire.

4 janvier 1909 : Etat général très bon ; la marche légèrement inférieure à la normale ; l'équilibre presque normal ; la vessie normale ; poids 127 livres, gain : neuf livres.

Observation XXXIX. — T. J., 30 octobre 1908 : Homme, 35 ans. Durée de la maladie, quatre ans. Pas d'histoire de syphilis. Poids, 148. Etat général bon. La marche était de 55 % inférieure à la normale ; incapable de marcher dans l'obscurité. Signes de Romberg, Westphal et A.-R. Fortes douleurs pendant trois années et demie, après plus de douleurs pendant six mois ; pendant ces dix derniers jours, douleurs quotidiennes constantes. Analgésie et anesthésie peu marquée. Fréquente incontinence d'urine. L'examen révéla la contraction du tiers antérieur ainsi que la moitié inférieure de l'urètre. L'antérieur fut incisé et les contractions inférieures dilatées avec l'application habituelle de l'urétroscope.

28 novembre 1908 : Pas de douleurs depuis l'opération ; la marche s'améliore beaucoup ; l'équilibre de même, il peut marcher dans l'obscurité ; l'incontinence d'urine a cessé.

25 décembre 1908 : Le malade a été obligé de retourner chez lui ; l'état général et la sensibilité sont beaucoup mieux ; la marche est sensible-

ment améliorée; plus de douleurs depuis l'opération.

OBSERVATION XL. — H. O. C., 10 novembre 1908 : Homme, 48 ans. Durée de la maladie sept ans. La syphilis existe depuis vingt ans Poids, 143. Etat général bon. La marche n'est pas tout à fait normale. Signes de Romberg, Westphal et A.-R. Fortes douleurs pendant un an, deux ou trois fois par mois, durant souvent deux jours. Analgésie générale marquée, légère anesthésie. Incontinence d'urine depuis un an. L'examen révéla la contraction du tiers antérieur avec sensibilité et érosions du tiers moyen. Le tiers antérieur fut incisé et la partie inférieure fut traitée par l'urétroscope.

20 novembre 1908 : La marche est pratiquement normale; soulagement marqué des douleurs.

30 novembre 1908 : Pratiquement, aucune douleur depuis le mois dernier. L'incontinence a cessé.

24 mars 1909 : La marche est normale; le malade jouit apparemment d'une santé parfaite; il n'a pas de douleurs, la vessie est normale.

Observation XLI. — B. H. R., 15 novembre 1908 : Homme, 47 ans. Durée de la maladie, six années. La syphilis existe depuis vingt ans. Poids, 113. Etat général mauvais; le malade est cachectique. La marche est de 50 % inférieure à la normale ; il va plus mal depuis ces deux dernières années. Signes de Romberg, Westphal et A.-R. Douleurs atroces deux ou trois fois par semaine pendant six ans, durant de douze à vingt-quatre heures et parfois avec des crises gastriques. Analgésie et anesthésie générales. Incontinence d'urine et des fèces quand le malade prend des cathartiques. L'examen révéla des contractions à un pouce du méat et au tiers moyen. Traitement par incision, dilatation et application de l'urétroscope.

1er décembre 1908 : Pratiquement, il a regagné l'équilibre ; il n'a pas de douleurs.

13 janvier 1909 : L'équilibre est normal ; l'état général s'est beaucoup amélioré ; le malade a gagné quatre livres de poids ; ce sont les premières depuis dix ans. Il n'a pas de douleurs depuis l'opération.

9 mars 1909 : Pratiquement bien en ce qui concerne l'ataxie locomotrice. Il se sent mieux et plus fort en tout sens. On lui a conseillé de partir au sud de Californie.

OBSERVATION XLII. — B. H. J., 30 novembre 1908 : Homme, 48 ans. Durée de la maladie, dix ans. Pas d'histoire de syphilis. Poids, 131. Etat général mauvais. La marche est clairement affectée ; cela est dû à la maladie de Charcot dans la hanche droite ; le malade a marché avec des béquilles pendant les deux dernières années. Signes de Romberg, Westphal et A.-R. Les mains sont engourdies ; fortes douleurs pendant six années deux ou trois fois par semaine durant de six à vingt-quatre heures ; les deux mois derniers les douleurs ont été très fortes presque toute la journée et toute la nuit. Le malade prenait de dix à douze poudres par jour d'un produit de coaltar. Très fortes crises gastriques il y a trois ans et après il y a sept mois. Douleur en ceinture pendant huit ans. Analgésie et anesthésie générales. L'examen révéla des contractions du tiers moyen de l'urètre avec des érosions dans la partie inférieure. Traitement par incision, dilatation et par l'urétroscope localement.

17 décembre 1908: Les douleurs sont soulagées.

8 février 1909: Les douleurs sont tout à fait soulagées ainsi que la marche; il peut marcher sans difficulté avec une canne. Le traitement a eu évidemment un effet marqué sur les articulations malades en soulageant le malaise à ce niveau.

Observation XLIII. — F. C., 14 décembre 1908 : Homme, 47 ans. Durée de la maladie, trois mois. La syphilis existe depuis vingt-deux ans. Poids, 198. Etat général bon, mais on a littéralement apporté le malade et on l'a couché sur le lit; il est impotent, incapable de se mettre debout et ne peut en aucune façon se servir de ses mains. Il y a un mois, il pouvait se mettre debout mais pas marcher et il a fallu qu'on le nourrisse. Incontinence d'urine et des fèces pendant le mois dernier. Signe de Romberg, Westphal et A.-R. Le mois dernier, le malade a eu des douleurs modérées aux jambes survenant la nuit. Analgésie et anesthésie des jambes et des pieds, des bras et des mains. L'examen révéla des contractions marquées au premier tiers et au tiers moyen de l'urètre avec érosions et saignement.

17 décembre 1908 : Incision et dilatation des contractions.

20 décembre 1908 : Le malade a pu sortir d'une voiture et marcher seul dans le bureau ; il a pu remuer les doigts des deux mains.

28 décembre 1908 : Il marche facilement partout sans canne ; l'incontinence d'urine et des fèces a cessé ; grande amélioration du bras et de la main droite ; le bras gauche aussi est mieux.

15 janvier 1909 : La marche est pratiquement normale, les bras et les mains sont beaucoup mieux, la sensibilité de même.

1er mars 1909 : Le bras et la main droite sont maintenant pratiquement normaux ; le bras gauche est mieux. Le malade étant marchand de liqueurs en détail peut surveiller son travail ordinaire du mélange des boissons. Les pupilles réagissent à la lumière, le signe Argyll-Robertson n'existe plus. Ce cas est le premier où j'ai réussi à guérir cet état. Le succès est probablement dû au temps si court qu'avait duré la maladie quand le malade se présenta pour suivre son traitement. Ce cas m'a été rapporté par le Docteur Joseph Manning du « Hudson Street Hospital » de New-York et il a vérifié l'état du malade avant et après le traitement que nous avons décrit plus haut.

9 avril 1909: L'amélioration est progressive en tous sens; la marche, les mains, les bras et la sensibilité sont normales; les pupilles réagissent parfaitement à la lumière. Depuis six semaines le malade se lève à 4 heures du matin et fait son travail jusqu'à 11 heures du matin après quoi il va à ses affaires une ou deux fois par jour. Hier il a été debout en surveillant son travail depuis 4 heures du matin jusqu'à 7 heures du soir.

Observation XLIV. — N. H. J., 26 décembre 1908 : Homme, 57 ans. Durée de la maladie, dix ans. Pas d'histoire de syphilis. Poids, 170. Etat général médiocre; très nerveux. La marche était pendant cinq ans d'un tiers inférieure à la normale. Signes de Romberg, Westphal et A.-

R. Fortes douleurs trois ou quatre fois par semaine pendant trois ans, durant de six à douze heures; l'année dernière les douleurs ont été presque continues pendant la nuit. Légère analgésie et anesthésie générale; anesthésie prononcée des mains. Incontinence d'urine; pendant trois ans il se levait deux ou trois fois la nuit. Incontinence des fèces depuis l'année dernière; insomnies presque toutes les nuits, quand le malade s'endort, il fait des rêves affreux.

5 janvier 1909: L'examen révéla une légère contraction du milieu de l'urètre, le tiers inférieur sensible avec des érosions. Traitement par incision, dilatation et application de l'urétroscope.

20 janvier 1909: Pas de douleurs depuis l'opération, l'équilibre et la marche se sont améliorés, l'incontinence d'urine et des fèces a cessé.

30 mars 1909 : Plus de douleurs; l'équilibre, la marche et la sensibilité se sont améliorés d'une manière évidente. La vessie et les intestins sont à l'état normal. Plus de nervosité; le malade dort la nuit; la santé générale est bonne.

Des huit cas que le Docteur Starr m'envoya de la Clinique de Vanderbilt, « College of Physicians and Surgeons », New-York, les bons résultats de sept d'entre eux ont été vérifiés par les Docteurs Starr et Cunningham, le 23 septembre 1908 : le huitième n'a pas été examiné par le Docteur Starr, et les six autres sont dans de bonnes conditions, évidemment beaucoup mieux qu'au mois de septembre ; tous peuvent travailler et surveiller facilement leurs occupations habituelles ; le septième cas étant parti pour l'Italie au mois de septembre, n'est plus revenu se faire examiner ; nous avons perdu de vue le huitième cas qui, depuis trois mois, n'est pas revenu pour suivre son traitement ; la dernière fois que nous l'avons vu, il se portait bien.

L'observation XII (1), un des cas de la Clinique Vanderbilt dont j'ai fait mention dans ma deuxième brochure, est particulièrement intéressant par le fait que quand le malade vint chez moi, le 15 juillet 1908, il ne pouvait

(1) Comme nous avons réuni toutes les observations publiées par Denslow, les numéros des observations rapportées ici ne correspondent pas avec les originaux anglais. Cette observation correspond au XXII de cette publication.

se servir de ses mains et l'atrophie des muscles des pouces était presque complète. Maintenant ces muscles sont revenus à leurs dimensions et fonctionnent normalement, et depuis trois mois le malade a recommencé à jouer le banjo et le violon. Il n'a jamais eu aucun retour des symptômes qui, comme nous l'avons dit, ont disparu le 1er octobre 1908.

II

Observations personnelles

Cas traités par le Dr Denslow et nous
(Salpêtrière)

Observation I. — D..., âgé de 36 ans, porteur aux Halles, nous a été présenté le 5 août 1909. En 1901, il a eu un chancre syphilitique. Le tabes a commencé il y a un an, en octobre 1908. Il a des douleurs modérées, tous les jours. Ses douleurs sont un peu partout, il a aussi des douleurs en ceinture.

Il n'a pas de réflexes rotuliens, il présente le signe de Romberg et d'Argyll.

Avec les yeux ouverts, il marche 33 % au-dessous de la normale, avec les yeux fermés 75 %.

Il n'a jamais eu de vomissements, il a de la constipation. Ce malade a une grande ataxie des membres supérieurs, la faculté de mouvement est de 80 % au-dessous de la normale, au point qu'il y a des jours où il ne peut presque pas manger. Il n'a jamais eu d'incontinence urinaire; un peu de rétention.

A l'examen, nous trouvons son urètre, à partir de 6 centimètres du méat, rétréci sur une étendue de 5 centimètres, calibre de 25 mil. le 1er cent. à 30 mil., nous pratiquons l'opération le 5 août.

Le 10 août, le malade revient, il n'a plus eu de douleurs, il marche presque normalement avec les yeux ouverts et, avec les yeux fermés beaucoup mieux; seulement 1/3 au-dessous de la normale. Du côté des membres supérieurs, aucune différence. On refait une dilatation.

Le 16, le malade marche mieux et n'a pas de douleurs. Contre sa constipation, nous lui avions donné un laxatif qu'il n'a pas pris. Il nous fait l'observation suivante très importante :

Il a remarqué toujours de grandes variations dans l'ataxie de ses mains, et ces variations étaient en rapport direct avec l'état de son intestin; quand il était le plus constipé, il ne pouvait presque plus se servir de ses mains.

Le 23, le malade se sent un peu faible, il n'a pas de douleurs, mais il a senti un peu d'engourdissement; on continue les dilatations; le 26, le mieux est stationnaire, le malade n'a pas de douleurs, mais l'ataxie de ses mains est comme avant le traitement.

Le 30 août, le malade a très bonne mine, il se montre très satisfait, va de mieux en mieux .

Le 2 septembre, le malade est bien, il n'a pas de douleurs du tout, marche d'une façon presque normale et sans fatigue les yeux fermés comme les yeux ouverts. Pas de modification du côté des mains.

Le 6 septembre, le malade a une dernière séance de dilatation et nous communique son grand regret d'être obligé de ne plus suivre le traitement, à cause de sa misère extrême. Absolument privé de ressources et dans l'incapacité de travailler, à cause de l'ataxie de ses membres supérieurs, il est obligé d'entrer dans un asile.

Ce malade avait été traité auparavant dans un hôpital de Paris, par des piqûres mercurielles, sans en éprouver le moindre bénéfice.

Le malade n'a été traité que pendant un mois.

OBSERVATION II. — G. V..., âgé de 39 ans, a commencé le traitement le 5 août 1909. Il y a 18 ans, il a eu un chancre syphilitique. Il est tabétique depuis un an et ne travaille pas depuis deux mois.

Depuis trois mois, il a, chaque semaine, pendant quatre jours sur sept, des douleurs très fortes dans les bras et dans les jambes.

Signes de Westphal, d'Argyll et de Romberg. Inégalité pupillaire.

Avec les yeux ouverts, sa marche est 25 % au-dessous de la normale, fermés 1/3 au-dessous.

Ce malade a aussi un mal perforant au pied gauche, il porte un pansement et pour cela va se faire soigner dans une clinique.

Il a du ténesme rectal et des douleurs dans le périnée; il souffre d'incontinence d'urine pendant le jour, mais pas pendant la nuit.

A l'examen, nous trouvons l'urètre, à partir de 8 centimètres du méat, très rétréci surtout sur une étendue de 7 cent. calibre 12 mil. le méat et 1 c. en plus sont de 25 mil. On pratique le débridement.

Le 12, les douleurs ont disparu depuis deux jours, il va à la selle deux fois par jour.

Le 23, les douleurs sont revenues un seul jour,

il a eu de la diarrhée ce jour-là. Le malade urine bien, son mal perforant est beaucoup mieux.

Le 26 août, le malade est très bien, il n'a pas de douleurs, il peut monter et descendre les escaliers sans se tenir à la rampe. Un mois avant de commencer le traitement, il s'était aperçu qu'il voyait trouble, ce phénomène vient de disparaître.

Le 2 septembre, le malade est mieux dans tous les sens, il peut monter les escaliers dans l'obscurité. On continue toujours les dilatations.

Le 13, il dit que son pied est guéri, mais il a eu de fortes douleurs la veille.

Le 20, nous le trouvons très bien et très content du traitement, il recommence à travailler.

Le 4 octobre, le malade dit ne plus souffrir de rien; il marche bien, il n'a pas de douleurs, son pied est guéri; il a toujours un peu d'incontinence d'urine. Le 7, la séance de dilatation provoque une petite hémorragie.

Enfin le 18, il nous dit qu'il n'a plus d'incontinence d'urine. Il est pratiquement guéri.

Le 8 novembre, nous avons l'occasion de revoir ce malade, notre conclusion précédente est confirmée par lui-même. (1)

(1) Voir page 207.

Observation III. — G. P..., âgé de 43 ans, cocher, a commencé le traitement le 7 août.

Il a eu la syphilis en 1897 et les premières douleurs fulgurantes en 1903. Depuis 6 ans, ce malade souffre de douleurs terribles dans le corps et dans les jambes ; maintes fois à la Salpêtrière, on lui a fait des injections de morphine, ne pouvant le soulager autrement. C'est un véritable infirme !

Il présente les signe de Westphal, d'Argyll et de Romberg.

Les yeux ouverts, sa marche est de 75 % au-dessous de la normale, les yeux fermés il lui est impossible de marcher.

Il urine très péniblement et a de la constipation. Cependant, ce malade sent toujours très bien ses jambes dans le lit et a conservé presque intact le sens des attitudes.

A l'examen, nous trouvons un rétrécissement d'une longueur seulement de 1 cent. 1/4 à partir du méat de 28 mil. le reste de l'urètre est normal.

On pratique l'opération et la dilatation.

Le 10 août, le malade a plus de douleurs, mais marche beaucoup mieux.

Le 19 août, le malade se présente transformé, son visage est rayonnant, il a pu travailler un jour; il a beaucoup moins de douleurs. Les yeux ouverts, il marche tout à fait bien, et peut courir, les yeux fermés il marche assez bien, 25 % au-dessous de la normale; on ne lui fait pas de traitement ce jour-là.

Le 23, il marche et court très bien, mais les douleurs sont un peu plus fortes. Nous continuons les dilatations bien entendu.

Le 30, le malade vient se plaindre d'une terrible crise de douleurs qui a duré 4 jours et l'a mis au lit. Le même traitement.

Le 6 septembre, le malade est très bien et très heureux de dormir toutes les nuits, ce qui ne lui arrivait pas depuis longtemps.

Il marche toujours bien, le signe de Romberg est beaucoup moins net, légère rétention d'urine.

Le 9 septembre, le malade est mieux, il demande un congé pour aller en Belgique.

Le malade revient le 30 septembre, il est beaucoup mieux, n'a plus de douleurs dans les jambes, mais seulement un peu dans le dos. Comme avant son départ, il marche normalement. Il est seulement très constipé.

Le 7 octobre, il peut travailler plusieurs jours de suite, ce qui ne lui arrivait pas depuis longtemps. Le 24, il a eu deux jours de douleurs fortes.

Le 28, le malade est bien, sans douleurs.

Le 1er novembre, de même; il n'a plus de Romberg. (1)

Observation IV. — J. N..., 57 ans, menuisier, a commencé le traitement le 7 août.

Chancre initial en 1876, à l'âge de 24 ans. Depuis 18 mois, il souffre beaucoup de douleurs terribles tous les jours, généralisées, sans localisation précise. Signes de Westphal, d'Argyll et de Romberg.

Le malade marche les yeux ouverts 75 % au-dessous de la normale; les yeux fermés, la marche est impossible. Il est très constipé et présente de l'incontinence d'urine diurne et nocturne. Le malade est, en même temps, atteint de surdité.

A l'examen, nous trouvons les cinq premiers

(1) Voir page 208.

centimètres à partir du méat rétrécis à 25 mil., le reste de l'urètre est à 30.

On pratique l'opération de Denslow et la dilatation.

Le 10 août, les douleurs sont plus vives, il a un peu moins d'incontinence. Le 12, il souffre atrocement ; la marche serait un peu améliorée. Nous constatons, le malade ayant toujours été obnubilé, qu'outre son tabes, il présente la triade signalée par M. Babinski ; surdité, vertige et bourdonnements d'oreilles. Une ponction lombaire est alors pratiquée, on retire 12 centimètres cubes de liquide céphalo-rachidien.

Le 23 août, le malade est considérablement transformé ; le faciès est meilleur ; il est moins sourd et n'a plus de vertiges ni de bourdonnements. Il marche presque normalement, les yeux ouverts et les yeux fermés. On continue les dilatations.

Le 26 enfin, ses douleurs ont considérablement diminué, il n'a presque plus de Romberg ; un peu de ténesme vésical.

Le 30, il a seulement quelques douleurs dans le

dos et prend un congé de convalescence. Le malade n'est plus revenu.

Une quinzaine de jours plus tard, nous l'avons par hasard rencontré au cours d'une excursion dans une gare de chemin de fer. Cet homme qui, au début du traitement, était à peu près impotent, se présentait à nous n'ayant plus trace de son état antérieur. Il nous dit que, ne souffrant plus, il se promenait à la campagne avec sa famille.

Observation V. — P. I..., âgé de 46 ans, a commencé le traitement le 12 août.

Le malade dit ne pas avoir eu la syphilis, il se rappelle seulement avoir eu, il y a quinze ans, « une écorchure à la verge ». Cet homme, qui présente une marche tabétique classique, dit être seulement malade depuis le mois de mars (6 mois). Il a eu au début des douleurs, mais elles ont cessé entièrement. Les réflexes rotuliens sont conservés; il présente nettement le signe de Romberg et le signe d'Argyll, avec une énorme inégalité pupillaire, la pupille droite est très petite, tandis que la gauche est très dilatée.

Les yeux ouverts, il marche mal, 50 % au-dessous de la normale ; les yeux fermés, plus mal encore.

Ce malade perd ses jambes dans le lit et le sens des attitudes des membres inférieurs est complètement aboli. Il a de l'incontinence et de la rétention d'urine et est très constipé.

A l'examen, nous trouvons son urètre normal, sauf un rétrécissement de 1 centimètre 1/4 de longueur à partir du méat.

Nous pratiquons l'opération de Denslow et la dilatation, jusqu'à la vessie.

Le 16 août, le malade est amélioré de ses troubles urinaires ; il marche un peu mieux.

Le 26, nous le trouvons mieux, il se sent plus fort sur ses jambes. Le 30, le malade, très satisfait, déclare marcher beaucoup mieux, chose que nous ne constatons pas. En lui faisant cette observation, il nous répond qu'il s'en aperçoit dans la rue où, dit-il, il marche mieux que devant nous.

Le 9 septembre, l'amélioration lente de ce malade continue, il urine plus facilement et a moins d'incontinence. On continue le traitement.

Le 7 octobre, il n'a plus d'incontinence d'urine et presque pas de rétention.

Le 21 octobre, le malade se plaint que la sensibilité de son pied ne revient pas encore, mais il dort mieux qu'avant et, depuis une quinzaine de jours, il sent ses jambes dans le lit. Nous constatons que le sens des attitudes revient, le malade à l'examen hésite un peu pour les réponses qu'il donne justes et ne se trompe qu'une seule fois.

Le malade marche beaucoup mieux les yeux fermés. On continue le traitement.

Le 4 novembre, il nous dit ne pas avoir de rétention et seulement un peu d'incontinence d'urine. Le malade peut se maintenir un bon moment les yeux fermés et les pieds joints. Il se plaint que la sensibilité dans ses pieds n'est pas encore revenue, mais elle revient nettement dans les jambes.

Observation VI. — E. C..., 32 ans, peintre en bâtiment, a commencé le traitement le 12 août.

Il dit n'avoir jamais eu la syphilis; il est marié, ses enfants sont absolument sains? Il ne présente pas le signe de Westphal; ses pupilles réagissent faiblement à la lumière. Il présente le signe de Romberg.

Le malade dit avoir observé depuis sept ans une certaine difficulté pour uriner, et ne souffre que depuis six mois de douleurs fulgurantes. Depuis un mois, il a des douleurs terribles, atroces, continuelles, avec exacerbation nocturne et prédominance du côté gauche. Depuis ce même temps, sa rétention d'urine a beaucoup augmenté; il n'a jamais présenté d'incontinence. Il n'est pas constipé.

Il marche presque bien les yeux ouverts; très mal les yeux fermés. Le malade perd ses jambes au lit; le sens des attitudes est très imparfaitement conservé, il a en même temps une légère ataxie dans les jambes.

A l'examen, nous trouvons son urètre inégalement et légèrement rétréci. Le 1er c. réduit à 27 mil. de périphérie et à partir de 3 1/2 c. du méat sur une étendue de 2 1/2 c. le rétrécissement est de 25 mil. de périphérie. On procède à l'opération de Denslow et on commence la dilatation.

Le 16 août, le malade revient, ses douleurs

sont pires encore, il urine un peu plus facilement. Le 19, il est beaucoup plus mal, il prend tout le temps du pyramidon, nous suspendons les séances de dilatation.

Le 23, son état devient inquiétant, les douleurs sont atroces, on fait une dilatation. Le 26, son état reste le même, il dit ne plus pouvoir supporter les souffrances qu'il endure, se sent très faible, et marche plus mal qu'au début du traitement ; il a des diarrhées et une grande difficulté pour uriner.

Le 30 août, les douleurs commencent à diminuer, seulement il se plaint de douleurs dans le ventre ; la rétention d'urine est presque complète et nous trouvons sa vessie très grosse, on est obligé de lui faire un cathétérisme évacuateur, puis on continue la dilatation.

Le 2 septembre enfin, après plus d'un mois, il a pu dormir la nuit précédente ; il a très peu de douleurs et se plaint seulement de ne pouvoir se baisser. A l'examen, nous trouvons sa vessie énorme et par le cathétérisme on retire deux litres d'urine. Anesthésie vésicale complète.

Le 6 septembre, le malade est bien, il a peu

de douleurs, dort sept heures chaque nuit ; mais la rétention d'urine persiste et, vu qu'il ne peut payer un médecin pour le sonder chez lui, nous sommes obligés de lui prêter une sonde molle en insistant bien sur les précautions qu'il faut prendre.

Nous refaisons l'opération et l'on continue les dilatations.

Le 9 septembre, le malade nous dit ne pas prendre de pyramidon depuis 8 jours; il commence à uriner un peu spontanément.

Le 13, il n'a presque pas de douleurs et moins de rétention, il se plaint de cuissons dans l'urètre.

Le 16, il a de la rétention dans la journée et de l'incontinence dans la nuit. Nous lui retirons la sonde. Il se plaint toujours de brûlures dans l'urètre, à la fin de la miction elles deviennent très fortes.

Le 20, il urine avec très peu de difficulté et a moins d'incontinence ; il n'a plus de douleurs, mais il est très faible.

Le 27, le malade arrive avec de très fortes douleurs ; à l'examen, nous trouvons que celles-ci sont dues à une épidydimite aiguë qui s'est dé clarée à gauche (1), sous l'influence des cathété rismes malpropres que s'était faits le malade. O suspend le traitement et nous faisons immédia tement porter un suspensoir.

Le 30, le malade est un peu mieux, il n'a pa de douleurs tabétiques, mais il souffre toujour de son testicule.

Le 4 octobre, les forces commencent à revenir il urine beaucoup plus facilement et demande l permission de pratiquer le coït, qui lui est éner giquement refusée. On continue les dilatations A l'examen, nous trouvons que le sens des atti tudes est très amélioré dans les membres infé rieurs.

Le 18, quelques douleurs tabétiques reparais sent avec un peu plus de rétention d'urine, i marche mieux.

Le 28 octobre, il a de nouveau quelques dou leurs. On continue le traitement.

Le 1er novembre, le malade a peu de douleur et urine avec peu de difficulté (2).

(1) Parmi les critiques injustes qu'on a faites, on a prétend que le traitement aurait provoqué des accidents, c'est le seu que nous ayons observé.

(2) Voir page 208.

Observation VII. — A. H..., âgé de 51 ans, employé de chemin de fer ; a commencé le traitement le 12 août.

Il dit n'avoir jamais eu la syphilis ; serait malade depuis longtemps. Depuis douze ans, il a des douleurs fulgurantes, fortes seulement depuis 18 mois et localisées aux pieds et aux mains. Il présente les signes de Romberg et d'Argyll, pas de Westphal.

Son état est très variable, il marche 1/4 au-dessous de la normale, les yeux ouverts et 1/3 les yeux fermés. Parfois, il ne sent pas ses jambes au lit, le sens des attitudes est très imparfait. Souvent il a de l'incontinence d'urine, surtout la nuit ; rarement de la rétention. Il n'a pas de constipation. A l'examen, nous trouvons son urètre rétréci à 27 mil. de périphérie, sur une étendue de 5 centimètres à partir de 5 centimètres du méat ; le méat et 1 c. de plus sont également rétrécis. On pratique la libération du méat et on commence la dilatation.

Le 23 août, depuis 8 jours le malade n'a plus de douleurs dans les jambes, un peu dans les mains ; il n'a pas de troubles urinaires. Le 26, il marche mieux, se sent plus fort sur les jambes, mais a eu un peu de douleurs, l'urètre est contracté.

Le 30, le malade a meilleure mine; il marche avec beaucoup plus d'assurance; les crises douloureuses durent moins longtemps et sont moins fortes qu'avant le début du traitement.

Le 9 septembre, il nous déclare que depuis trois ans environ, il ne pouvait plus se laver les mains dans l'eau froide, il le peut depuis trois jours; l'appétit est revenu. Le 30, il commence à travailler et il vient avec l'uniforme de son administration.

Le 11 octobre, il nous dit être obligé de marcher beaucoup, à cause de ses occupations, et il peut le faire sans canne, il est debout toute la journée. Le sens des attitudes est encore imparfait chez lui; on continue toujours les dilatations.

Le 28 octobre, le malade est bien .

Le 1er novembre, il continue à se bien porter, mais a toujours quelques petites douleurs; il reconnaît mieux la position de ses membres inférieurs.

Le 8 novembre, bien que n'ayant pas encore

complètement disparu, les douleurs continuent à s'atténuer.

Ce malade a pu fournir un travail intense; car, étant employé à la Ligne d'Orléans, il a continué ce service le dimanche 10 novembre de la Semaine d'Aviation de Juvisy.

OBSERVATION VIII. — A. I..., 50 ans, a commencé le traitement le 12 août.

Le malade dit ne pas avoir eu la syphilis, mais plusieurs fois la blennorragie. Il souffre depuis sept ans, avec des variations dans son état; il a eu des crises gastriques qu'il n'a plus maintenant, mais il souffre de douleurs fulgurantes jour et nuit, dans le bassin et dans les jambes. Il a une extrême hypotonie. Il présente les signes de Westphal, d'Argyll et de Romberg. Incontinence d'urine complète. Il a la marche tabétique et est obligé de s'appuyer sur une canne. Il est constipé. La sensibilité profonde est abolie entièrement.

A l'examen nous trouvons, outre un rétrécissement léger sur 11 centimètres de longueur à partir de un centimètre du méat, l'urètre dans un état déplorable ; l'examen est très douloureux, l'organe saigne et suppure, il est ulcéré dans toute la partie postérieure. Cependant on fait l'opération et on commence les dilatations avec beaucoup de difficultés.

Le 19 août, le malade présentait de la rétention d'urine. Le 23 on fait la dilatation avec les plus grandes difficultés, l'urine est moins purulente.

Le 30, il marche mieux, mais l'urètre devient très irritable et le traitement est presque impossible.

Le 13 septembre, on est obligé d'abandonner le traitement, ce malade ne pouvant plus supporter les dilatations.

OBSERVATION IX. — F. R..., 50 ans, artiste, a commencé le traitement le 16 août.

Le malade a eu la syphilis il y a 20 ans, il est tabétique depuis 10 ans. Il a des douleurs parfois terribles et il souffre journellement. Il présente les signes de Romberg, de Westphal et d'Argyll. Il a eu de temps en temps des vomissements, mais pas depuis la dernière année. Le malade marche un tiers au-dessous de la normale les yeux ouverts et très mal les yeux fermés. Il ne peut pas vider complètement sa vessie. Il a, en même temps, de l'incontinence d'urine. Perd souvent ses jambes au lit.

Il va à la selle comme il urine, il a du ténesme et des coliques.

A l'examen, nous trouvons l'urètre excessivement sensible, légèrement rétréci, d'une façon inégale, surtout sur une étendue de 7 centimètres, à 3 c. à partir du méat.

On pratique l'opération de Denslow et la dilatation. Le malade s'améliore un peu et lentement. Le 30 août, il a de nouveau, de très fortes douleurs, et surtout des coliques. Toux tabétiques.

Le 9 septembre, on lui propose de lui faire en même temps une dilatation rectale digitale, qu'il hésite à accepter, à cause de l'anesthésie.

Le 30, nous le trouvons mieux, peu de douleurs.

Le 7 octobre, les douleurs sont de plus en plus faibles. On pratique un essai de dilatation rectale avec un doigt.

Le 14, le malade marche mieux.

Le 25, le mieux continue.

Le 8 novembre, le malade urine plus facilement, les douleurs se sont peu modifiées depuis la dernière amélioration (1).

OBSERVATION X. — G..., 59 ans, frotteur a commencé le traitement le 16 septembre.

Il a eu la syphilis en 1873. En 1886, il a eu de très fortes douleurs qui, maintenant, ont diminué et sont variables. Les troubles de la marche ont commencé en 1903, puis ont également diminué. Il se plaint surtout de douleurs. Parfois il perd ses jambes au lit ; le sens des attitudes est presque normal. Le malade a une arthropathie de l'articulation tibiotarsienne gauche depuis 5 ans.

Signe d'Argyll, Romberg faible, réflexes rotuliens normaux. Le malade marche bien. A l'examen, nous trouvons l'urètre contracté sur une longueur de 7 centimètres à partir du méat (27 m. de périphérie). On pratique l'opération de Denslow et on commence la dilatation.

Le 23 septembre, le malade dit être mieux, ses

(1) Voir page 199.

douleurs ont nettement changé de caractère. Elles sont beaucoup plus supportables, car elles ne sont plus lancinantes.

Le 7 octobre, le malade a moins de douleurs et urine bien.

Le 21, il nous dit que la sensibilité dans les pieds lui est revenue; on continue toujours la dilatation.

Le 28 octobre, le malade n'a pas de douleurs, il urine bien, il n'a plus de Romberg.

OBSERVATION XI. — J. S..., 40 ans, employé de commerce, a commencé le traitement le 20 septembre.

Le malade a eu la syphilis il y a 16 ans et son tabes date de deux ans et demi, il a des douleurs modérées dans les membres inférieurs, environ une fois par semaine. Signes d'Argyll et de Westphal; celui de Romberg très fort. Grande incoordination motrice, sa marche est de 33 % au-dessous de la normale. Le malade perd ses jambes au lit et le sens des attitudes est très troublé.

Il n'a pas d'incontinence d'urine et a un peu de rétention.

A l'examen, nous trouvons le 1er centimètre de son urètre, à partir du méat, retréci à 25 millimètres de périphérie, les 5 suivants du calibre de 26 millimètres et les 10 suivants de 28.

On pratique l'opération et on commence les dilatations.

Le 27 septembre, le malade déclare avoir moins de douleurs et marche mieux.

Le 7 octobre, nous constatons que, les yeux fermés et ouverts, il marche mieux. Le Romberg est moins accentué.

Le 18, le malade urine bien, n'a pas de douleurs et peu de Romberg. Il marche bien les yeux fermés.

Le 28, le malade n'a pas de douleurs, reconnaît très bien les attitudes de ses membres inférieurs et a très peu de Romberg.

Le 1er novembre, pas de douleurs, il urine sans difficulté, mais a toujours du Romberg.

Le 8 novembre, les douleurs n'ont pas réapparu depuis trois semaines (1).

Observation XII. — C. C..., 41 ans, hôtelier, a commencé le traitement le 30 septembre.

(1) Voir page 208.

Syphilis en 1889. Depuis 5 ans, le malade souffre d'une incontinence de matières fécales quand il a pris un laxatif. Depuis 15 mois, il éprouve des difficultés pour marcher, il perd entièrement ses jambes au lit et n'a pas le sens des attitudes.

Il n'a eu que très peu de douleurs. Signes d'Argyll, Romberg et Westphal, inégalité pupillaire. Les yeux ouverts, sa marche est d'un tiers au-dessous de la normale et, les yeux fermés, de moitié; il ne peut marcher plus d'un quart d'heure, même avec une canne. Il éprouve de la difficulté pour uriner. Il n'a pas d'érections depuis 6 mois, mais se plaint de pertes séminales.

A l'examen, on trouve l'urètre très irritable et contracté sur une étendue de 5 centimètres dans le tiers moyen de l'urètre antérieur. On pratique l'opération de Denslow et on commence les dilatations.

Le 4 octobre, le malade a un peu moins de difficultés pour uriner, il marche mieux. Le 7, le mieux continue, mais l'incontinence des matières fécales persiste. Le 14, le malade marche beaucoup mieux les yeux fermés.

Le 25, nous trouvons le malade très satisfait, il dit qu'il ne perd plus ses jambes dans le lit et il peut donner une idée de la position dans laquelle nous mettons ses pieds. Il a toujours des pertes séminales.

Le 28, il dit que la sensibilité à la verge est revenue. Il a très peu de Romberg; la marche est d'un quart seulement au-dessous de la normale, les yeux fermés ou ouverts. On continue le traitement.

Le 1er novembre, il dit uriner avec très peu de difficulté, il dit n'avoir eu l'incontinence de matières fécales que quand il prend une purge.

Le 4, le malade sent revenir un peu sa sensibilité aux pieds.

Le 8, il marche beaucoup et sans canne. Il est très satisfait des résultats du traitement (1).

Observation XIII. — C. A..., 31 ans, charcutier, a commencé le traitement le 30 septembre.

Syphilis en 1898. Les douleurs fulgurantes ont commencé il y a trois ans. Elles sont presque constantes et de plus en plus fortes. Tous les dix

(1) Voir page 200.

jours, il y a une crise qui dure une journée entière. Elles sont surtout localisées aux jambes et spécialement aux genoux. Signes d'Argyll, Westphal et le Romberg très marqué.

Le malade dit être plus mal après avoir essayé la rééducation. Il a été traité aussi par des piqûres d'huile grise. Il perd entièrement ses jambes dans son lit et le sens des attitudes des membres inférieurs est totalement aboli. Son état général est très mauvais et donne une impression pénible ; il est très amaigri ; même la station assise est un réel supplice par suite de l'affaissement du tronc. La marche les yeux ouverts est presque impossible. Elle s'exécute très péniblement avec l'aide de sa femme. Les yeux fermés, il est naturellement incapable de se tenir debout. Grande ataxie et incoordination des membres inférieurs.

Le malade a beaucoup de difficultés pour uriner. Il a du ténesme rectal et, presque continuellement, incontinence de matières fécales ; diarrhée.

A l'examen, nous trouvons l'urètre sensible et légèrement contracté sur une étendue de 2 c.

à partir du méat. Pendant qu'on pratique l'opération de Denslow, le malade souille le lit. On commence les dilatations.

Le 4 octobre, le malade se présente à nous, marchant déjà mieux ; il n'a plus eu d'échappement de matières fécales depuis l'opération. Les douleurs persistent.

Le 21 octobre, le malade a marché sans canne, il n'a pas de douleurs, il urine bien, il n'a plus du tout d'incontinence de matières fécales.

Le 28 octobre, les douleurs sont revenues, il a des vomissements qu'il attribue à une indigestion, la sensibilité profonde n'est pas revenue. On l'opère de nouveau.

Le 1er novembre, ce malade marche beaucoup mieux, lui qui ne pouvait plus du tout marcher seul, me dit avoir marché chez lui sans canne, et le fait encore devant nous, quoique difficilement. En examinant le sens des attitudes, nous trouvons que celui-ci est partiellement revenu chez ce malade qui était dans l'impossibilité de nous fournir le moindre renseignement sur la position de ses jambes quelques jours auparavant et qui, nous dit sa femme, au lit prenait ses jambes pour les siennes. Le malade semble avoir eu, d'ailleurs, une véritable indigestion qui a complètement disparu.

Le 4, le malade dit ne pas avoir de douleurs, il peut faire quelques pas avec les yeux fermés; le Romberg est moins fort.

Le 8, le malade marche de plus en plus facilement. La sensibilité superficielle des jambes est revenue, nous dit-il, spontanément (1).

Observation XIV. — L. D..., 46 ans, commis, a commencé le traitement le 30 septembre.

Le malade dit n'avoir jamais eu aucun accident syphilitique, ni blennorragique. Il souffre depuis 4 ou 5 ans de douleurs généralisées très fortes, sans arrêt depuis un mois. Il ne peut dormir qu'en les calmant à l'aide du pyramidon. Signe de Westphal et léger Romberg. Myosis, les pupilles réagissent très faiblement à la lumière. La sensibilité profonde semble intacte. Il marche bien, les yeux ouverts et presque bien les yeux fermés. Il urine difficilement et, dans la

(1) Voir page 202.

journée, a de l'incontinence; il est constipé et a des hémorroïdes.

A l'examen, nous trouvons l'urètre très sensible, irritable et légèrement contracté. On pratique l'opération de Denslow et la dilatation.

Le malade revient le 4 octobre avec moins de douleurs, il n'a pas eu d'incontinence d'urine depuis sa dernière visite.

Le 11, les douleurs diminuent, il urine facilement et n'a plus d'incontinence.

Le 28, les douleurs sont un peu revenues, il urine avec moins de difficultés.

Le 1er novembre, il a encore des douleurs.

OBSERVATION XV. — H. M..., 45 ans, employé de commerce, a commencé le traitement le 4 octobre.

Le malade nie avoir eu la syphilis, il a souffert il y a 4 ans de douleurs fulgurantes très fortes, qui ont duré une année, puis il a été bien; ses douleurs sont revenues depuis 15 jours, surtout au genou gauche et au pied droit; il perd ses jambes au lit, la sensibilité profonde est très touchée. Signes de Westphal, de Romberg et d'Argyll à l'œil gauche. Depuis un an, amaurose complète de l'œil droit par atrophie papillaire.

Les yeux ouverts, il marche 33 % au-dessous de la normale, les yeux fermés 50 %.

Il y a 6 mois qu'il n'a plus les étouffements, dont il avait souffert pendant une année. Il urine difficilement et a une grande incontinence, surtout dans la journée.

A l'examen, nous trouvons son urètre très sensible sur une étendue de 4 centimètres à partir du méat.

Le 14 octobre, le malade marche presque bien, les yeux ouverts et les yeux fermés; il urine bien et n'a plus de douleurs. Le 21, le mieux s'accentue, il dort bien. Le 28, il marche presque normalement, il ne lui reste qu'une très légère rétention d'urine, n'a presque plus de douleurs et sent très bien ses jambes dans le lit. Le sens des attitudes semble normal. Le malade n'a plus du tout d'incontinence d'urine.

Le 4 novembre, nous trouvons le malade de même, il marche mieux les yeux fermés.

Le 8 novembre, le malade est enchanté, il a la

veille marché 6 kilomètres sans fatigue et sans douleurs. (1).

Observation XVI. — E. S..., 36 ans, garçon boucher, a commencé le traitement le 7 octobre.

Le malade dit n'avoir pas eu la syphilis, mais avoir souffert de blennorragies nombreuses.

Il y a 6 ans, il a commencé à ressentir des douleurs fulgurantes, qui ont disparu au bout de trois ans, puis elles sont revenues à la suite d'une chute de deux mètres de hauteur. Le malade, après une radiographie, a été opéré. Depuis 5 mois, il souffre surtout de douleurs. Il présente la marche tabétique classique et les signes d'Argyll, de Westphal et de Romberg. Troubles urinaires. Sur une étendue de 5 centimètres nous trouvons à l'examen des granulations dans le tiers moyen de son urètre antérieur. Nous pratiquons l'opération de Denslow et la dilatation.

Le malade ne revient que le 21 octobre, dit avoir été très bien et sans douleurs, mais a été obligé d'interrompre son traitement pour se faire faire l'opération d'une fistule anale. Depuis cette

(1) Voir page 205.

opération, les douleurs sont un peu revenues. Il urine mieux.

Observation XVII. — A. D..., 51 ans, dessinateur, a commencé le traitement le 11 octobre.

Il y a trente ans, le malade aurait eu peut-être un chancre. Il serait malade depuis 6 ans, mais il a des douleurs fulgurantes depuis 4 ans. Depuis deux mois, les crises sont fréquentes et très douloureuses, il ne dort jamais. Toutes les semaines il a surtout deux jours de douleurs intolérables. Il a constamment la sensation d'avoir la poitrine serrée dans un corset. Depuis 7 ou 8 ans, il souffre d'insomnie. Cet homme nous dit que son existence est un véritable martyre.

Le sens des attitudes est très troublé. Le malade sent très peu ses jambes au lit. Signes de Westphal, Romberg et Argyll, inégalité pupillaire.

Les yeux ouverts, la marche est 50 % inférieure à la normale; les yeux fermés, elle est impossible. Il urine difficilement, mais n'a jamais eu d'incontinence. A l'examen, nous trouvons son urètre très sensible et contracté sur une longueur de 10 centimètres à partir du méat. On pratique l'opération de Denslow et on commence les dilatations.

Le 14 octobre, le malade a des douleurs plus fortes, il a une crise grave qui a duré trois jours. On continue les dilatations.

Le 18, nous observons un grand changement, le malade a moins de douleurs et peut marcher les yeux fermés.

Le 28, il dit avoir dormi deux heures consécutives, ce qui ne lui était pas arrivé depuis 7 ou 8 ans. La sensibilité profonde revient un peu.

Le 1er novembre, le malade n'a pas de douleurs du tout et urine plus facilement.

Le 4, il a des douleurs de nouveau, mais, dit-il, elles sont beaucoup moins fortes et durent beaucoup moins longtemps qu'auparavant ; il a pu dormir cette même nuit. La sensation d'être serré dans un corset a disparu depuis qu'on a commencé le traitement ; l'appétit est revenu.

Le 8 novembre, même état (1).

(1) Voir page 205.

Observation XVIII. — L. K..., 42 ans, fourreur, a commencé le traitement le 11 octobre.

Le malade a eu la syphilis en 1892. Il souffre de son tabes depuis 5 ans. Le début en fut marqué par des crises cystalgiques qui ont cessé il y a deux ans. Il a maintenant du ténesme vésical et se plaint de crampes depuis un an.

Ce malade présente le tableau de la grande ataxie, il ne peut presque pas marcher avec les yeux ouverts, et pas du tout avec les yeux fermés. Signes de Westphal, Argyll et Romberg. La sensibilité profonde est totalement abolie. Il a beaucoup de difficultés pour uriner et quelquefois le fait goutte à goutte; mais il a aussi de l'incontinence; il est très constipé. C'est un infirme absolu.

A l'examen, nous trouvons l'urètre excessivement rétréci, à part les quatre premiers centimètres à partir du méat. Son rétrécissement est très accentué, le calibre de l'urètre est diminué de moitié (16 millimètres de périphérie).

On pratique l'opération de Denslow, mais la dilatation sera très lente chez ce malade, l'urètre étant très sensible. Le 21 octobre, pas de changement (1).

Observation XIX. — P. B..., 37 ans, a commencé le traitement le 22 octobre.

Syphilitique depuis 8 ans, son tabes a débuté il y a trois ans; il s'est traité surtout par des piqûres au benzoate, a essayé un peu tous les traitements.

Il a des douleurs fulgurantes très fortes, qui vont en augmentant de jour en jour. Ces douleurs sont journalières maintenant, avec des crises très violentes toutes les semaines. Elles sont généralisées et atrocement lancinantes. Signes d'Argyll, Westphal et Romberg très forts; le malade, en se lavant dans sa cuvette quand il ferme les yeux, tombe.

Ataxique; sa marche est d'un tiers au-dessous de la normale les yeux ouverts, et dangereuse les yeux fermés. Il ne sent pas ses jambes au lit.

Depuis trois mois, le malade a deux à trois

(1) Voir page 209.

fois par semaine de l'incontinence d'urine et, depuis longtemps un peu de rétention.

A l'examen, nous trouvons le 1er centimètre de l'urètre, à partir du méat, rétréci à 27 mil. et, à partir de 5 centimètres de longueur, avec un état spasmodique très prononcé, de façon qu'aucun des cathétaires ordinaires ne peut passer pour la dilatation.

On fait l'opération de Denslow et on commence la dilatation.

Le 1er novembre, le malade n'a plus de douleurs depuis le début du traitement, le Romberg est beaucoup moins fort et il dit sentir la position de ses jambes au lit.

Le 8 novembre, il est toujours bien, mais se plaint de la fatigue qu'occasionne le traitement.

III

Critique des observations

Nous devons attirer l'attention sur ce fait que les observations de Denslow sont des observations choisies; il ne lui a pas été possible de suivre tous ses malades jusqu'au bout, beaucoup d'entre eux ont abandonné le traitement après une simple amélioration, d'autres n'ont pas été suffisamment contrôlés.

A propos de quelques-uns de ces malades, M. Denslow a eu encore ces dernières semaines des nouvelles lui disant que les résultats se maintenaient toujours.

Au contraire, nous avons donné consciencieusement les observations de tous les tabétiques que nous avons traités jusqu'à présent par la méthode de Denslow; nous avons ainsi consigné le n° 8 par exemple, dont le résultat est complètement nul.

Nous présentons nos observations à titre de contrôle de celles publiées par Denslow et des effets de son traitement, car on comprend facilement que le temps est trop court pour que, par elles-mêmes, elles aient une signification concluante. Mais, à côté des siennes, dont les premières datent de 1904, nos observations acquièrent une grande valeur et leur donnent un grand appui.

Les dix-neuf malades desquels nous nous occupons ont été traités à la Salpétrière, à la « Clinique Charcot », par M. Denslow et nous.

Tous avaient été diagnostiqués : tabes, depuis longtemps dans ce service ; sauf les numéros 1, 9 et 19 de nos observations, ce sont tous des anciens malades de la clinique, qui venaient se faire traiter régulièrement par des piqûres ou par la rééducation ; quelques-uns depuis des années.

Tous ces malades ont reçu des traitements mercuriels, puis quelques-uns le traitement au nitrite de soude, d'autres la rééducation, d'autres l'électricité.

Le n° 1 s'était présenté quelques jours avant le début de nos observations, venant d'un autre hôpital de Paris, les nos 9 et 19 sont venus de la ville comme anciens tabétiques avérés.

Sauf le n° 4, un affaibli mental, et dont le mieux a été constaté par nous, tous les malades ont déclaré à l'unanimité le grand bénéfice qu'ils ont tiré du traitement et, la meilleure preuve a été leur assiduité aux séances, quoique certains d'entre eux aient remarqué que les dilatations les fatiguaient un peu.

Sur 19 malades traités, 7 ont obtenu un soulagement immense de tous leurs symptômes ou de presque tous, au point que quelques-uns ont recommencé une vie à peu près normale. Deux seulement n'ont tiré aucun bénéfice du traitement; un, parce qu'il était impossible de le traiter, vu l'état de son urètre, et l'autre parce que son cas était très intense, et qu'il ne venait pas d'une façon régulière (1). On doit faire attention que les cas qui ont le plus bénéficié du traitement sont aussi pour nous les plus anciens.

Quant aux dix améliorations, nous pensons

(1) Ces statistiques, comme on pourra le voir plus loin, ont été modifiées par la suite d'une façon encore plus favorable.

que deux n'ont pas été très grandes et que les malades ne retireront pas un grand bénéfice du traitement.

Rappelons enfin l'observation si intéressante que nous a faite le malade numéro 1 ; il nous indiquait lui-même le siège de l'irritation viscérale qui entretenait l'ataxie de ses membres supérieurs.

Nous nous sommes efforcés d'être le plus impartial possible, même pessimistes, mais néanmoins nous sommes obligés de nous incliner les premiers devant les résultats obtenus par le traitement de Denslow et qui certainement, en général, n'est pas comparable à ceux obtenus avec le meilleur des traitements classiques du tabes.

Si maintenant nous prenons les détails des symptômes, nous obtenons les résultats suivants :

Troubles observés du sens des attitudes : 8 fois, presque disparition du trouble 4 fois ; améliorations 3 fois.

Troubles de la marche : 17 cas ; on a observé la disparition pratique du symptôme 6 fois et l'amélioration 5 fois.

Douleurs fulgurantes : 16 cas ; disparition du

symptôme 5 fois (peut-être pas d'une façon absolue), améliorations 9 fois.

Troubles urinaires : 19 cas; disparition des troubles, d'une façon à peu près complète 5 fois, amélioration 9 fois.

Tels sont les résultats observés.

L'anesthésie, sentie par le malade, cède aussi au traitement, mais elle cède lentement, par étape et tel malade qui ne sentait ni ses jambes ni ses pieds, traité depuis deux mois déjà, nous dira que la sensibilité est revenue dans ses jambes, mais se plaindra que les sensations ne sont pas encore revenues dans les pieds.

Nous nous sommes abstenu d'examiner la sensibilité cutanée de nos malades, pour écarter la critique de la suggestion involontaire, si souvent reprochée à cet examen, et nous avons laissé les malades eux-mêmes nous mettre spontanément au courant de leurs troubles subjectifs.

Nous voulons quand même faire de grandes réserves sur les résultats observés, non seulement parce qu'il s'agit d'un traitement si nouveau et d'observations trop récentes, mais surtout à cause de la spéciale difficulté que présentent les observations sur les tabétiques.

Comme l'on voit, le traitement agit surtout sur les troubles du sens des attitudes et de la marche, il diminue le Romberg et l'incoordination, il agit aussi sur les douleurs et enfin sur les troubles urinaires.

IV

Suite des observations et de leur critique

Ce livre aurait dû paraître plus tôt, mais pour une cause indépendante de notre volonté, sa publication a dû subir un retard.

Nous en avons profité pour continuer nos observations et contrôler les résultats obtenus. Nous les consignons dans ce chapitre additionnel.

M. Denslow étant parti, nous avons continué la méthode seul à notre cabinet; les malades se plaignant et souffrant de l'interruption du traitement.

En général, le mieux obtenu a persisté malgré l'interruption qui a causé un effet moral des plus fâcheux. Un seul malade a vu revenir ses douleurs.

Nous avons observé la même marche d'amélioration progressive à laquelle nous sommes déjà habitué, malgré quelques journées caractéristiques où tous les malades subissent l'influence du mauvais temps auquel ils sont sensibles.

Quelques-uns, se trouvant bien et travaillant, n'ont fait qu'acte de présence, n'ayant plus besoin de traitement.

Depuis, nous avons eu aussi l'occasion de traiter plusieurs nouveaux malades et nous avons pu constater la réalité de tout ce que nous avons déjà établi. Nous avons eu encore des résultats plus nets si possible, l'amélioration n'étant parfois retardée que par l'intensité des lésions urétrales. Mais dans cet ouvrage nous avons tenu à ne présenter que les premiers cas dont nous avions commencé l'observation à la Salpêtrière et dont on ne pourra pas contester le diagnostic.

Observation IX (page 174). — Le 22 novembre, le malade a plus de douleurs depuis que le traitement a été interrompu. Le 2 décembre, il a encore une crise de douleurs, mais il marche de mieux en mieux ; il n'a jamais très mal marché, mais aujourd'hui, seul, un médecin pourrait reconnaître quelque trouble de sa marche. Le malade a observé lui-même que quand il marche chez lui dans l'obscurité, il n'a plus besoin de frotter d'allumettes comme il faisait auparavant. Le sens des attitudes est normal.

Le 16 décembre, le malade est satisfait, mais il souffre de coliques. Rappelons que ce malade a ainsi un siège d'irritation rectale, qu'il a refusé de se laisser traiter et que si, par le traitement urétral, il a obtenu une amélioration énorme, ses douleurs n'ont pas disparu complètement, sa toux ne s'est pas modifiée et nous croyons qu'il ne pourra atteindre une guérison clinique complète que s'il veut suivre le traitement complémentaire que nous lui avons conseillé.

Le 17 février, le malade pense qu'il va pouvoir reprendre ses occupations, il est bien, a de temps en temps des douleurs. Mais il est gêné par des accès de toux qui ne se sont pas modifiés.

Observation XII (page 178). — Le 22 novembre, le mieux s'est maintenu entièrement, il se fatiguerait un peu plus quand il marche longtemps; il se plaint toujours de pertes séminales et du manque d'érection. Le 2 décembre, si le malade marche lentement, sa marche est parfaite les yeux fermés et ouverts. Le sens des attitudes est normal.

Le 6 décembre, nous observons que les dilatations sont un peu douloureuses, ce qui prouverait un retour de la sensibilité urétrale ; le malade se plaint d'avoir toujours des pertes séminales.

Enfin, le 13 décembre, pour la première fois, les érections commencent à revenir.

Le 3 janvier : Le malade est très satisfait, il peut courir, il a conscience de ses érections et peut ainsi éviter les pertes séminales.

Le 17 janvier, il ne se plaint plus que d'un peu de raideur à la jambe gauche ; la sensibilité cutanée est revenue ; il a pu marcher une heure en portant des paquets.

Le 24 janvier, il nous raconte avoir été abandonné brusquement par sa femme, qui est partie en emportant ses économies. Il a eu un violent accès de désespoir, et manifeste le désir d'aller refaire sa vie en Amérique. Il est très étonné de voir que sa guérison se maintient.

Le 14 février, nous l'examinons encore ,il peut se tenir debout sur une jambe, n'a presque pas de Romberg, marche bien les yeux fermés; le sens des attitudes est absolument normal. Argyll et Westphal sans changement. Il est pratiquement guéri.

Observation XIII (page 180). — Le 22 novembre, nous trouvons ce malade au point où nous l'avions laissé à la Salpêtrière, « le bien s'est maintenu, nous dit-il, mais le mieux n'a pas continué ». Il a été si fort contrarié de l'interruption, qu'il a été trois jours au lit avec de la fièvre.

Le 2 décembre, le malade est beaucoup mieux. Il monte seul au troisième étage où je demeure; il peut faire quelques pas les yeux fermés. Le sens des attitudes total est normal dans les jambes. Mais la sensibilité segmentaire est incomplète. Il urine presque sans difficulté. Les douleurs sont très faibles.

Le 6 décembre, il nous montre qu'il peut se mettre debout sur la pointe des pieds. Nous nous permettons de rappeler à ce sujet que lorsque ce malade est venu nous voir pour la première fois, il ne pouvait pas marcher tout seul.

Le 10, il dit se sentir plus fort et la sensibilité des pieds revient.

Le 3 janvier, ce malade nous rapporte une observation de la plus haute importance pour comprendre l'action de la dilatation. Le jour de la dernière séance, il a eu dans les jambes une intense chaleur, jusqu'à une véritable cuisson, suivie d'un œdème suraigu et segmentaire, simple accident nerveux d'ailleurs qui a disparu le lendemain ; ces phénomènes ont été surtout accentués du côté de la jambe qui était la plus raide et qui est devenue la plus souple.

Depuis ce moment, ce malade qui, auparavant avait toujours les jambes froides « comme des glaçons » disait-il et passait ses journées devant un feu ardent sans parvenir à les réchauffer a toujours les jambes et les pieds chauds, d'une façon même gênante les jours de séance. A un degré différent, nous avons observé les mêmes effets dans de nouveaux cas traités depuis.

Le 6 janvier, nous trouvons le malade mieux encore, le Romberg diminue et il peut faire quelques pas les yeux fermés. Il a un peu de rétention d'urine. Nous sommes frappés de la bonne mine du malade et nous nous apercevons de son remarquable engraissement.

Le 13 janvier, il va très bien.

Le 20 janvier, le malade arrive en se plaignant de ne pas voir clair, il fait de la diplopie par strabisme externe de l'œil droit. Sa marche s'en ressent. Nous continuons toujours les séances. Le malade éprouve des sensations bizarres dans les bras et dans les jambes après les dilatations et il en résulte un peu de fatigue.

Le 31 janvier, sa diplopie commence à diminuer et, phénomène curieux, il attire en même temps notre attention sur son état mental qui, dit-il, est nettement meilleur surtout parce que sa mémoire revient. En examinant le Romberg, le malade nous dit sentir la direction des oscillations, chose qui lui était auparavant impossible. Il peut remuer tous les doigts de pied séparément.

Le 14 février le malade a toujours un peu de douleurs et devant quelques médecins venus pour voir les malades, il raconte que certainement lui et son entourage ont observé une modification de son état mental depuis le traitement. Il se sent dit-il, « plus intelligent » qu'avant. Même observation nous a été faite pour d'autres malades.

Il peut se tenir debout les yeux fermés ; sa diplopie a complètement disparu, mais depuis cet accident nous remarquons un léger retour en arrière de la sensibilité profonde, ainsi que de l'amaigrissement.

Le 3 mars, le malade est très bien, il a regagné tout ce qu'il avait perdu.

Observation XV (page 184). — Le 22 novembre, le bien s'est maintenu, le malade a un peu de difficulté pour uriner et sent sa jambe gauche un peu engourdie.

Le 29 novembre, la reprise du traitement lui a fait revenir un peu les douleurs.

Le 2 décembre, le sens des attitudes total est parfait, segmentaire, incomplet. Le malade urine bien. La sensibilité cutanée continue à revenir.

Le 6 décembre, les douleurs ont disparu ; il est bien, et reprend ses occupations ; il va voyager et reviendra nous voir de temps en temps.

Observation XVII (page 187). — Le 22 novembre, le bien s'est maintenu, quoique le malade supporte mal le froid ; il n'a pas de douleurs et pas de rétention.

Le 25 novembre, le malade nous dit avoir mal supporté la reprise du traitement, il a eu une forte crise de douleurs.

Le 29 novembre, il est mieux, mais se plaint d'une certaine difficulté pour marcher due à un œdème des jambes ; il a un souffle cardiaque, nous lui ordonnons de la teinture de strophantus.

Le 2 décembre, il nous dit qu'il commence à ressentir les doigts des pieds se mouvoir et de la sensibilité dans la plante revenir. Le sens des attitudes est encore imparfait.

Le 10 décembre, le malade est beaucoup mieux, il n'a pas de douleurs, il marche mieux et peut se tenir debout les yeux fermés.

Le 17 janvier, le malade est de mieux en mieux, il peut se tenir debout les yeux fermés ; la marche est meilleure, il nous dit qu'il ne marche plus sur la plante des pieds, qu'il sent bien le sol ; il a marché une demi heure dans la rue et il dit ne plus avoir les pieds froids. Le sens des attitudes est presque normal. La sensibilité cutanée est revenue aux pieds, et il sent également remuer ses orteils. Il a toujours un peu de douleurs, mais faibles, ou de très courte durée et éprouve par le traitement un bien-être extraordinaire.

Le 27 janvier, il nous dit dormir bien et éprouver pendant la dilatation un fourmillement dans les mains.

Le 17 février, le malade est toujours très content; il dit surtout être étonné du retour de ses forces qui sont plus considérables qu'auparavant sans qu'il ait pris aucun fortifiant.

Le 24 février, le malade marche beaucoup mieux, il a considérablement plus d'équilibre, peut boire debout et se tenir longtemps sans appui. Ce changement est dû au traitement de l'urètre profond qui cependant le fatigue beaucoup.

Observation II (page 157). — Nous voyons le malade le 16 décembre, la guérison clinique s'est maintenue, le malade est parfaitement bien, il sentirait un peu de raideur dans la jambe gauche. Il urine bien, marche bien, il n'a pas de douleurs du tout, il peut se tenir debout les yeux fermés. Le sens des attitudes est normal. Nous n'avons pas continué le traitement d'un commun accord, le malade se considérant comme guéri.

Observation III (page 160). — Le 16 décembre, le malade marche bien les yeux ouverts, mais hésite les yeux fermés, la guérison ne s'est pas maintenue entièrement ; il peut se tenir debout sur une jambe les yeux fermés, mais les douleurs sont revenues fortes et il a un peu de difficultés pour uriner. *Il est en même temps très constipé.*

Observation VI (page 166). — Nous voyons le malade le 10 décembre, l'effet s'est maintenu, le malade a très bonne mine, a engraissé et est très satisfait. Cependant, il est venu nous trouver spontanément, car il n'a pas été traité un temps suffisant. Il nous signale un fait curieux ; quand il urine, dit-il, il sent une sensation de brûlure dans la main droite.

Le sens des attitudes est normal.

Nous avons continué le traitement pour combattre les douleurs qui reviennent de temps en temps, ainsi qu'un peu de rétention.

Les premiers jours de mars, il recommence à travailler après de longs mois d'interruption.

Observation XI (page 177). — Le 16 décembre, l'amélioration s'est maintenue. Il marche bien, mais il dit qu'il a moins d'assurance. Il n'a presque pas de douleur et urine bien. Le sens des attitudes total de ses jambes est presque normal, le sens des attitudes segmentaires est incomplet.

Le 17 janvier, le malade est bien, il peut marcher et tourner les yeux fermés.

Le 27 janvier, nous le trouvons très content, il peut sauter.

Le 17 février, il nous dit que son état serait parfait si la peur de tomber ne lui était pas restée; il n'a pas de douleurs.

Observation XVIII (page 189). — Ce malade revient spontanément nous voir le 9 janvier; son état s'est encore aggravé depuis le mois de novembre, où il avait cessé le traitement. Nous l'opérons de nouveau. Il est incapable de marcher et vient soutenu par sa femme et par les autres malades; le sens des attitudes est totalement aboli.

La dilatation est très pénible par la sensibilité exagérée de l'urètre.

Le 20 janvier, il a un peu moins de rétention et un peu moins de fatigue.

Le 27 janvier, il urine tout à fait bien, mais se plaint de la fatigue que lui occasionne le traitement.

Le 31 janvier, son état est stationnaire, il se fatigue de nouveau beaucoup plus, mais il peu nous donner quelques renseignements sur la position de ses jambes.

Le 3 février, nous constatons pour la première fois une amélioration nette, le malade a plus d'appétit, son état général est meilleur, i peut se tenir debout et a plus d'équilibre.

Le 7 février enfin, le malade nous présente un grand changement ; depuis la matinée du 5, dit-il il peut marcher, comme il ne pouvait plus le faire depuis quatre ans.

Le 10 février, nous le trouvons enchanté, mai exténué des excès de marche qu'il a faits.

Le 14 février, le sens des attitudes est nettement revenu à la jambe gauche. Les séances de dilatation sont de plus en plus faciles.

Le 21 mars, le malade va toujours de mieux en mieux, sa physionomie a changé totalement il respire la force. Il peut faire quelques pas sans canne; avec une canne, il peut marcher longtemps. Il nous dit avoir descendu de l'impériale d'un autobus en marche. Pour ceux qui l'ont vu à la Salpêtrière il est absolument méconnaissable.

CINQUIÈME PARTIE

CONCLUSIONS

1° Le traitement anti-syphilitique du tabes ne justifie pas la confiance qu'on lui a témoignée.

2° La suspension, qui n'est pas une médication étiologique, donne des résultats bien plus appréciables que ceux du traitement mercuriel.

3° La rééducation n'est pas un véritable traitement du tabes, c'est une méthode adjuvante, qui s'adresse exclusivement à l'ataxie.

4° Un très grand nombre de traitements différents ont été proposés contre le tabes, après des résultats variables, ils sont tombés en désuétude.

5° Le tabes est peut-être dû à une irritation périphérique qui, par des impulsions sensitives continues et prolongées pendant des années, épuiserait les racines postérieures et arriverait à provoquer les lésions tabétiques, grâce à la tare syphilitique.

6° Les considérations générales sur la répercussion centrale des irritations périphériques et les troubles réflexes qu'elles entraînent, tirées des travaux de Weill, Jacquet, Lebar, Trémolières ; des expériences d'Egger sur les tabétiques et des observations de Heitz, de Herzog, de l'action des bains carbo-gazeux, de la méthode de Laborde, des travaux de P. Bonnier, justifient le mode d'action du traitement de Denslow.

7° Le traitement de Denslow est le traitement qui agit sur le plus grand nombre des troubles tabétiques ; il a une action nette sur les troubles de la sensibilité profonde (sens des attitudes).

Il semble que ces effets persistent.

Pendant la durée du traitement, celui-ci ne doit pas être interrompu.

De tous les traitements du tabes, c'est le seul auquel on puisse demander une guérison clinique.

Ce traitement doit être perfectionné et complété, car son action porte surtout sur les membres inférieurs, d'ailleurs les plus malades chez les tabétiques. Son action sur les troubles des membres supérieurs est beaucoup moins fréquente et peut-être nulle.

Ce traitement agit moins sur les troubles urinaires et, par ordre décroissant, le plus sûr : les troubles du sens des attitudes, l'incoordination, l'équilibre, les douleurs et la sensibilité cutanée.

TABLE DES MATIÈRES

QUATRIÈME PARTIE

Observations

CINQUIÈME PARTIE

Imp. M. Bousrez, Poitiers.
A. Vacher., représ, 2, Place Martin-Nadaud, Paris. Tél. 924-35

www.ingramcontent.com/pod-product-compliance
Ingram Content Group UK Ltd.
Pitfield, Milton Keynes, MK11 3LW, UK
UKHW020322230726
13925UKWH00002B/566

9 782013 585323